東京都健康長寿医療センター方式

おいしく
食べたい
食べさせたい

誤嚥 が心配な人が 安心 して食べられるケア

監修　井藤 英喜
　　　東京都健康長寿医療センター 理事長

編著　金丸 晶子
　　　東京都健康長寿医療センター リハビリテーション科部長

　　　府川 則子
　　　女子栄養大学 栄養学部 准教授

監修者のことば

　わが国は、65 歳以上の人口が全人口の 27％を超え、2060 年には約 40％に達するだろうという超高齢社会を迎えている。人口の高齢化とともに、要介護高齢者の数も徐々に増えてきている。高齢者が要介護の状態に陥る要因として認知機能や日常生活動作機能の低下が挙げられる。

　一方で、最近の多くの研究で、適切な栄養摂取が認知機能や日常生活動作機能の維持に重要な役割を果たしていることが明らかになってきている。高齢者の心身機能の維持には適切なエネルギー量の摂取とともに、たんぱく質、野菜を適切にバランスよく摂取することが重要ということである。

　逆に、不適切な栄養摂取や偏った栄養摂取は低栄養をもたらし、低栄養は要介護をもたらすと言える。また、低栄養は疾病の難治化、回復遅延や予後不良をもたらす。したがって、高齢者における栄養管理は、高齢者の健康寿命を延伸する意味でも、疾病の治療のうえでも、きわめて重要な課題となる。

　栄養管理には経静脈栄養法や経腸栄養法もあるが、食生活を楽しみ「生活の質（QOL: Quality of Life)」を高める、また免疫機能や、最近種々の健康維持に重要な役割を果たしていることが明らかになってきた腸管細菌叢を健全に保つうえでも、経口摂取に勝るものはない。

　経口的に食べ物を摂取するというプロセスは、じつはきわめて複雑なプロセスであり、しかもヒトでは咽頭部で気道と食べ物の通過経路がクロスし、絶えず誤嚥のおそれがあるという危険なプロセスでもある。当たり前のようにわれわれが日常的に行っている、食欲を感じ、食べ物を食べ物として認識し、それを口に入れ、歯で噛み砕き、飲み込むというプロセスは、脳の機能、歯の機能、口の機能、筋肉や神経の機能など、すべての機能が正常に働くことが必要となる。

　一方で、それらの機能は、脳血管障害などの病気や加齢に伴う神経や筋肉の機能の低下などにより障害される。食べ物を飲み込む機能の低下は誤嚥をもたらし、誤嚥は誤嚥性肺炎を惹起し死につながり得るのみでなく、食べることへの恐怖や、低栄養をもたらす。低

栄養は脳を含む種々のからだの機能の低下をもたらし、高齢者の QOL の低下をもたらす。

　その意味で、誤嚥の治療は高齢者の医療上の重要な課題である。誤嚥の治療の中心はリハビリテーション・栄養・ケアの 3 つである。栄養状態がかなり悪いときは栄養状態の改善が最優先であり、認知症が高度となった場合はケアが重要となる。このように、個々の高齢者の状況で治療の中心となるものが変わる。そのなかで、リハビリテーションの役割は、患者の状態により自ずと変化する。

　東京都健康長寿医療センターは 45 年間の歴史を持つ、高齢者医療の専門病院である。当センターリハビリテーション科と栄養科は、開院以来高齢者の誤嚥のリハビリテーションに取り組み多くの成果を上げてきた。リハビリテーション科と栄養科とが、ともに栄養サポートチームの一員として参画し、病棟ケアなどにおける患者のポジショニング（患者の状況を把握し、何が今重要なのかを決定すること）などの論議にも積極的に関わっている。

　本書は、長い歴史のなかで培ってきた誤嚥のリハビリテーションに関する当センターでの経験と工夫をまとめたものである。多忙な生活のなか執筆に当たられた皆様、編集に多大な時間をさかれた金丸晶子医師、府川則子管理栄養士のご努力に敬意を表したい。

　本書が、高齢者の誤嚥のリハビリテーションに携わる医療関係者の座右の書として活用され、多くの高齢者がより元気な生活を送られるようになることを願っている。

東京都健康長寿医療センター　理事長

井藤英喜

はじめに

「食べる」ことには、食欲が重要な役割を果たします。ヒトの欲の分類には様々ありますが、いわゆる三大欲求、五大欲求、七欲のいずれにも食欲は入っていることからも、食欲はヒトが生きていくうえで大変重要な欲であることがわかります。

食べるということで困る状況は、食べない／食べたくても食べられない、の2つに分けられます。

食べる力があっても、食べなくなる病気があります。若い方では神経性無食欲症（拒食症）が代表的です。高齢者では、うつ状態、妄想を伴う疾患、認知症などがあります。また何とか食べられていた高齢者が肺炎などで入院し、吸引などの体験を契機に口をつぐんで摂食動作を行わなくなることがあります（この場合、状況を適切に理解できないような、何らかの認知機能障害を伴っていることが多いようです）。

このように、スタートは食べないということであっても、それが長期化し慢性的に経過すると、著しくやせる状態（るい痩）に陥ります。るい痩が進行すると、食べる力を失い、いざ食べたいと思っても食べられなくなってしまいます。

日本人は長生きするようになりましたが、平均寿命と健康寿命には大きな開きがあります（図）。2010年から2013年の3年間で、平均寿命と健康寿命の差は若干縮まりましたが、それでもまだ、男性で約9年、女性で約12年もの開きがあります。その自立できない約10年の間に、問題となってくるのが、歩行・食べること・排泄などです。

> **健康寿命**
> 2000年にWHOが発表した概念で、英語では「Healthy Life Expectancy（HALE）」と表記。その意味は、「普段の生活で介護を必要とせず、自立した生活ができる期間」。

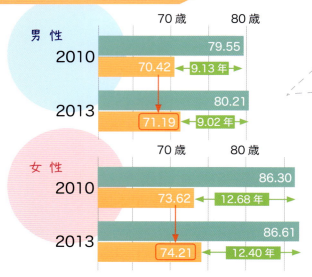

図　平均寿命と健康寿命の推移

出典：厚生労働省『平成28年版厚生労働白書：人口高齢化を乗り越える社会モデルを考える』「図表1-1-10　平均寿命と健康寿命の推移」をもとに作成 (http://www.mhlw.go.jp/wp/hakusyo/kousei/16/backdata/01-01-01-10.html)【2018/05/25 アクセス】

加齢とともに、骨や筋肉の量も減り、その他の臓器の機能なども低下します。その結果として身体の嵩（大きさ）が減り、身長も低くなり、活動量も減少します。それだけではなく、摂食量も少なくなっていきます。

　高齢になっても、「ヒトらしく」活動を維持するには、身体や精神の機能を保つことが大切です。そのために栄養が不可欠であることは明らかです。

　「口から食べる」ということは、ヒトらしくという点で大切なことの一つです。その一方で、何らかの理由で口から食べることができなくなったときに、ほかの方法を見つけ発展させてきたのは医学です。口から食べられないときに、ほかの方法を選んで生きるという方法を自ら選択して、その人らしく生きている方々がいます。

　「ヒトらしくどのように人生を全うするか」ということは、どのように栄養を摂るかということを抜きには考えられません。当事者本人がそれを決定できる状態にあれば、周囲を翻弄したり苦しめることはないでしょう。しかし、栄養状態が悪化しているような高齢者では、単に栄養状態だけが悪いことは少なく、自身の状態が理解できなかったり、どのような栄養を選択するかを理解して決定できないことが度々見られます。

　人生の最終段階でどのような栄養摂取を選択するのかについても、本人以外の人が決定をしなければならないことが多く、大変難しい問題です。家族や親しい人が、"本人であればどう考えるか""自分がこの立場であれば、どうしてほしいだろうか"ということを考え、素直な選択を行える状況、かつ、それをサポートする社会的背景があれば、多くの人が不要に苦しまなくてよいのではと考えます。

　本書には、口から食べられなくなったときに、それを食べられるようにするための魔法は書かれていません。口から食べるのに少し問題が生じてきたとき、難渋しながらでも何とか口から食べている方々、そしてそれをサポートしている方々に、少しでも役に立つ情報や方法を提供したいという思いで、本書を編むことにいたしました。

　食欲は、生きていくための「生理的欲求」でもあり、単に命を永らえるだけでなくその上の「楽しむ欲求」でもあり、ヒトの根源的な欲求の一つといえます。食べることに難渋するような嚥下障害のある方でも、好きなパンは上手に食べた、ビールはほかの液体より上手に飲んだという経験をしたことがあります。つまり食べたり飲んだりするためには、単に、空腹や口渇などに対する「生理的欲求」にばかり目を向けていては、役に立たないことがあります。

　食べるということは、楽しむ欲求だということを忘れてはいけません。本書によって少しの勇気や知恵を得て、食事を少しでも長く口から摂れる人が増えることを願っています。

東京都健康長寿医療センター　リハビリテーション科部長

金丸晶子

目　次

監修者のことば……………………………………井藤英喜　002

はじめに……………………………………………金丸晶子　004

Chapter1　摂食・嚥下の基礎知識

摂食・嚥下とは

1　摂食・嚥下のしくみ……………………………………012

2　嚥下反射と誤嚥…………………………………………014

摂食・嚥下障害と高齢者

3　摂食・嚥下が成立する条件と悪影響を与える要因………016

4　高齢者に嚥下障害が多い理由…………………………020

Chapter2　誤嚥が心配な人の食事のケア

病棟での基本ケア

1　毎日のケア………………………………………………026

2　経口摂取開始前の評価…………………………………030

経口摂取開始までのフロー

3　経口摂取開始までのアプローチ………………………032

4　冷水テスト・お試し食…………………………………034
　　▶ 冷水テストの観察項目（1:38）

経口摂取開始時の注意点

5　食事介助の基本…………………………………………040

6　食べるときの適切な姿勢………………………………042

7　食事介助の進め方………………………………………046
　　▶ 食事介助の実際（2:48）／ゼリーを薄くスライスする方法（0:26）

嚥下障害がある患者へのケア

8　食形態の選び方…………………………………………054

9　とろみ剤・ゲル化剤の種類と取り扱い………………062

10　とろみ剤の使い方………………………………………064
　　▶ とろみの付け方（1:12）

症　例

1. 誤嚥性肺炎で入院し、施設退院へ向けて
   経口摂取と代替栄養を用いて栄養状態の支援を行った例…066

2. 誤嚥性肺炎で入院し、
   自宅退院に向けて食事形態、食事環境の支援を行った例…070

Chapter3　低栄養にならないために

家庭&施設で実践できる食事

低栄養とは

1　高齢者の「生活の質」を下げる低栄養………………………076

2　高齢者が低栄養になる背景……………………………………078

3　栄養状態のチェック方法………………………………………080

栄養を考えた食事

4　1日に必要なエネルギーと栄養素……………………………082

5　栄養補助食品の活用……………………………………………086

6　水分摂取量への配慮……………………………………………090

7　1日の食事の組み合わせ例……………………………………092

嚥下調整食の料理

8　嚥下調整食のつくり方…………………………………………100

9　家庭・施設で活用する調理器具………………………………106
　　ハンドミキサー（2：12）／ハンドミキサーがかかりづらい料理例（1：07）

10　嚥下調整食のレシピ……………………………………………110
　　ミルクゼリーのつくり方（1：48）／鮭ゼリーのつくり方（3：00）

巻末付録

1. 家庭・施設向け口から食べるためのフローチャート ……116

2. 飲み込みやすい食材・料理／飲み込みにくい食材・料理…118

COLUMN インデックス

ヒトは誤嚥しやすい生き物……………………………015

1食に必要な咀嚼と嚥下の回数………………………019

覚醒の基準………………………………………………031

食前に体操を行う？……………………………………048

鼻が当たる部分をカットしたコップを使用する……052

見た目で判断しない……………………………………081

たんぱく質を無理なく追加する工夫…………………085

患者に合った食品区分の選択…………………………089

水分補給にゼリー形態のものを用いる………………091

あんのレシピ……………………………………………103

本書内、 （WEB動画マーク）のある箇所は、動画で内容を確認できます！

動画一覧はこちらから

監修者・執筆者一覧

監　修

井藤 英喜（東京都健康長寿医療センター 理事長）

編　著

金丸 晶子（東京都健康長寿医療センター リハビリテーション科部長）
府川 則子（女子栄養大学 栄養学部 准教授 管理栄養士）

著　者（50音順）

植村 ほのか（東京都健康長寿医療センター リハビリテーション科 言語聴覚士）

齋藤 尚子（東京都健康長寿医療センター リハビリテーション科 言語聴覚士）

笹原 みさと（東京都健康長寿医療センター 栄養科 管理栄養士）

田中 春奈（東京都健康長寿医療センター リハビリテーション科 言語聴覚士）

西山 千香子（東京都健康長寿医療センター リハビリテーション科 言語聴覚士）

羽根田 千恵（東京都健康長寿医療センター 栄養科 管理栄養士）

引地 和佳子（東京都健康長寿医療センター 栄養科 管理栄養士）

撮影協力

寺澤 泉（東京都健康長寿医療センター リハビリテーション科 理学療法士）

撮影協力施設

東京都健康長寿医療センター

Chapter 1

摂食・嚥下の基礎知識

口から食べ物を安全に楽しく食べたい、食べさせたいという思いを実現するためには、摂食・嚥下や誤嚥、高齢者の身体について、正しく理解する必要があります。

本章では摂食・嚥下に障害を持つ人へのケアに欠かせない基礎知識を解説します。

Contents

1　摂食・嚥下のしくみ
2　嚥下反射と誤嚥
3　摂食・嚥下が成立する条件と悪影響を与える要因
4　高齢者に嚥下障害が多い理由

1 摂食・嚥下のしくみ

人が口から食事をするとき、まず目の前にあるものを食べ物として認識し、口に入れ、口の中でよく噛んで飲み込み、喉、食道を通って胃に運ぶという行程が起こっています。この一連の行程を「摂食・嚥下」といいます。

口や喉周辺の身体のつくり

摂食・嚥下について考えていくうえで、口や喉周辺の構造（図1-1）を理解することが大切です。

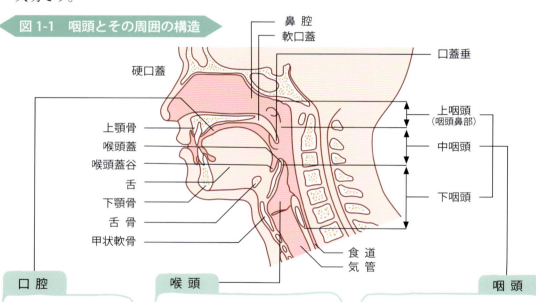

図1-1　咽頭とその周囲の構造

口腔
食べ物を取り込み、歯を使って噛み砕き唾液と混ぜ合わせながら塊（食塊）をつくり、咀嚼された食べ物の塊を咽頭に送り込む働きがあります。液体の場合は、そのまま送り込みます。

喉頭
咽頭と気管の間の部分です。嚥下時には喉頭蓋が閉じられ、気管に食べ物や飲み物が入ることを防ぎます。成人の喉頭は第4-7頸椎の前にあり、女性や子どもの喉頭は、男性に比べると高い位置にあります。新生児では2-3椎体高く、高齢になると1-2椎体下がります。喉頭を囲むように位置するのが甲状軟骨です。

咽頭
咽頭は、上咽頭・中咽頭・下咽頭に分かれます。上咽頭は鼻腔につながり、口を開くと奥に見えるのが中咽頭、その下に進むと気道が分かれ下咽頭となり、下咽頭は食道につながります。口腔内でつくられた食塊が中咽頭に送り込まれることで嚥下反射が起き、食塊は食道へと送られます。

摂食・嚥下の基礎知識

口から食べるという行為のしくみ

摂食・嚥下は一連のプロセスのため、厳密に区分することはできませんが、通常、「摂食」と「嚥下」の2つに分けて考えられています。

摂食とは食べ物を認知し、口に含むこと

摂食・嚥下のプロセスは、「摂食」から開始されます。摂食とは、目の前にある物を「食べ物」として認知して、意思を持って口に入れるという能動的行動のことです。動物でたとえるならば「捕食」、すなわち「獲物を捕えて、口に含む」という最初の動作にあたります。

専門的な用語では、食べ物を食べ物として認識して口に運ぶ時期を「先行期」といい、口の中で食べ物を噛みつぶし、食塊を形成する時期を「準備期」と呼びます（表1-1）。

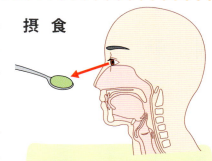

摂食

食べ物を「食べ物」として認知し、食べるという意識を持って口に含む

嚥下は意思・送り込み・反射が連動して成立

口に物を含んだあとに続くのが嚥下です。嚥下とは、口に含まれてつくられた食塊が咽頭に送り込まれ、嚥下反射によって、咽頭⇒食道へと運ばれることです。

正常な嚥下では、口の中で咀嚼されてできた食塊は咽頭に送られ（口腔期）、安全なタイミングで嚥下反射が起こります。嚥下反射によって、喉頭や鼻腔が閉鎖され、食塊は咽頭から食道へと送られます（咽頭期）。食道に送り込まれた食塊は、食道の蠕動運動によって胃へと送られます（食道期）（表1-1）。

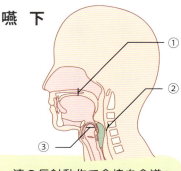

嚥下

一連の反射動作で食塊を食道へと送る。嚥下時には次のような動作が行われている
①舌背が硬口蓋に密着し口腔を遮断
②軟口蓋が挙上し、咽頭後壁に生じる隆起に接して鼻咽腔を遮断
③喉頭蓋が倒れ、気道をふさぐ

表1-1 摂食・嚥下のメカニズム

先行期	食べ物を認知し、口に持っていく時期
準備期	食べ物を口に取り込み咀嚼する時期
口腔期	食塊を飲み込むために咽頭に送る時期
咽頭期	食塊が咽頭を通過し食道に送り込まれる時期 嚥下反射が起こる（不随意運動、正常では0.5秒以内）
食道期	食塊が食道を通過し、胃へと送られる時期

2 嚥下反射と誤嚥

ヒトは言葉を獲得したことの見返りに、「食べ物の道」と「息の道」が交差することになり、嚥下に不利な身体になりました。誤嚥を防ぐために「食べ物の道」と「息の道」の交通整理をするのが、咽頭期に起こる嚥下反射です。嚥下反射が適切に起こらないと、誤嚥するおそれがあります。

「食べ物の道」と「息の道」の交通整理

ヒトの身体は、咽頭で「食べ物（飲み物を含む）の道」と「息の道（気道）」が交差します（図1-2）。そのため、「食べ物の道」と「息の道」の交差点で事故を起こさないようにうまく交通整理する必要があり、その役割を果たすのが咽頭期に起こる嚥下反射です。

嚥下反射は複雑な一連の動作です。簡単にまとめると「軟口蓋が挙上し鼻腔と咽頭の間をふさぎ、喉頭をしっかりと閉じ、食道の入口を開く」という一連の動きを指します。

嚥下反射は、食べ物や飲み物が咽頭に入ると生じる動きで、意識してコントロールすることができない一連の動きです。その時間は、約0.5秒といわれます。嚥下反射が起こっている間、呼吸はいったん止まります。これを嚥下性無呼吸といいます。

食べることと息をすることは、どちらもヒトが生きていくために欠かせない行動です。咽頭期に起こる、嚥下のタイミングをコントロールし、呼吸を止める嚥下反射は、非常に重要なものなのです[1]。

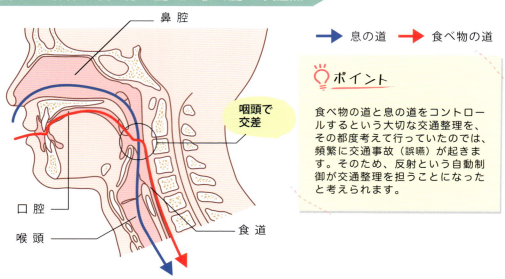

図1-2 咽頭は「食べ物の道」と「息の道」の交差点

ポイント

食べ物の道と息の道をコントロールするという大切な交通整理を、その都度考えて行っていたのでは、頻繁に交通事故（誤嚥）が起きます。そのため、反射という自動制御が交通整理を担うことになったと考えられます。

誤嚥は肺炎の引き金になる

　嚥下反射が適切に起きることで、「息の道」が閉じられ、口腔⇒咽頭⇒食道と一本の「食べ物の道」が確保され、安全に食べ物や飲み物を胃に運ぶことができます。

　一方、嚥下反射が正常に行われず、嚥下の準備ができていないうちに、咽頭に液体や食べ物が入り込み、閉じられていない「息の道」に入ってしまうことがあります。これを「誤嚥」といいます。また、うまく飲み込めたとしても、液体や食べ物を食道に送り込む力が弱く、咽頭に一部残って（咽頭残留、喉頭蓋谷残留・梨状窩残留）、あとから喉頭・気管に垂れ込むことでも誤嚥が起こります。

　誤嚥を起こすと、雑菌を含んだ食べ物や飲み物が気管に入り込むことで、肺炎（誤嚥性肺炎）を起こすおそれが生じます。肺炎は、日本人の死亡原因の第3位を占める非常に重篤な病気です。

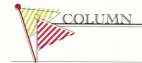

ヒトは誤嚥しやすい生き物

　ヒトの祖先は、四足歩行から二足歩行になることで、言葉を獲得しました。二足歩行になることで、頭の位置が上がり、喉頭・咽頭が下がりました。これによって声を共鳴させるスペース（共鳴腔）となる咽頭腔が広がり、話し言葉を獲得することにつながりました。しかしそれと引き換えに、呼吸に不利な状態が生まれました。

　四足歩行をする哺乳類では、気管へとつながる喉頭の位置が鼻腔内にある（intra-narial larynx：〔鼻腔内喉頭〕あるいは intra-narial epiglottis〔鼻腔内喉頭蓋〕）ため、息の道（気道）と食べ物の道が、立体的に交差しています（図1-3）。息の道に途切れがないため、誤嚥が起こりにくい状態にあります。

　一方、ヒトは口から胃への道の途中にある中・下咽頭部にかけて喉頭が分かれているため、息の道と食べ物の道とが平面的に交差します（左頁の図1-2）。そのため、食べるときにいったん気道をふさぎ、食べ物の道だけにする嚥下反射が重要になったと考えられます。

出典：Dyce KM, Sack WO, Wensing CJG 著，山内昭一，杉村誠，西田隆雄監訳（1998）『獣医解剖学 第二版』近代出版，p108. をもとに作成

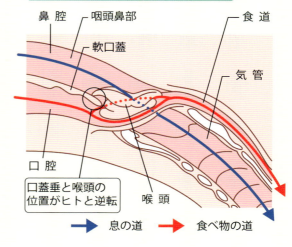

図1-3 四足歩行する動物の喉頭

3 摂食・嚥下が成立する条件と悪影響を与える要因

口から食べ物や飲み物を身体に取り込むためには、いくつかの条件が整っている必要があります。いちばん重要なのは、「意識があること」です。
そのほかにも、基礎疾患による嚥下障害の程度・栄養状態・認知機能・炎症に対する免疫反応の問題などが大切です。

摂食・嚥下では、意識があることが絶対条件

「口から食べる」ために欠かせない絶対的な条件は、「意識があること」です。摂食行動は、意識があって食べようと思わない限り起こらないからです。

口に含んだ食べ物や液体が安全な状態かどうかを知るためにも、意識があることが大切です。意識がはっきりしていれば、口に物を含んでも、味がおかしかったら吐き出せますし、急に咳や吐き気を催したときは飲み込みをいったん止めることができます。

嚥下の面でも「意識があること」は重要です。食事の途中で眠ってしまったり、反応がなくなると、水分や食べ物を口の中に保持できず、口腔から咽頭に液体や固形物が無防備に流れ込んでしまいます。

また、意識がはっきりしていないと、食塊保持や食塊形成などを行いながら嚥下反射のタイミングをとることができません。食塊が咽頭に送られたあとに遅れて嚥下反射が起きると、閉じていた食道の扉（普段は閉じています）が開かず食べ物が咽頭に溜まったり、開きっぱなしの喉頭から気管に液体や食べ物が流れ込み、誤嚥してしまいます。

さらに意識レベルが低いと、普通ならば誤嚥をしたときに生じるはずの咳き込みが生じなかったり、大幅に遅れたりします。

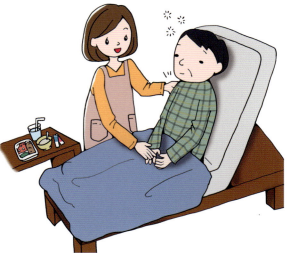

食事の前には、声掛けや身体に触れるなどして意識がはっきりしているかを確認することが大切です

「口から食べる」行為に悪影響を与える主な要因

基礎疾患による嚥下障害、認知機能、栄養状態、免疫状態、などの低下は、「口から物を食べる」行為に影響を与える要因です。

これらに問題があると食べられない、ということではありませんが、摂食・嚥下機能を評価し、見極め、判断することが必要になります。

口から食べられるかどうかは、介護力・介護体制などの影響を強く受けるため、一概にどの程度ならばよい／悪いと線引きすることはできません。家庭や施設の介護力・介護体制に合わせ、何が安全か、どの程度なら大丈夫か、こういうときは食べないほうがよいか、などを検討する必要があります。

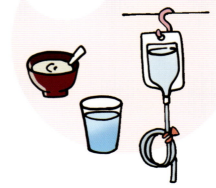

嚥下障害を起こしやすい疾患に罹患

嚥下障害を起こしやすい主な疾患には、表1-2のようなものがあります。

表1-2 嚥下障害を起こしやすい主な疾患

> 脳卒中（脳血管障害）
> 進行した神経変性疾患（パーキンソン病、進行性核上性麻痺など）
> 呼吸器疾患の末期
> 心不全の末期
> がん（咽頭がん・喉頭がん・食道がん・胃がんなどを含む）
> 寝たきり状態：原因は様々　など

すべての脳卒中で嚥下障害が起きるのではありませんが、脳卒中急性期は意識障害があり、嚥下状態が悪くなっていることが少なくありません。意識レベルが改善し、症状が少しずつよくなると食べられるようになる場合が多いのですが、広範な脳梗塞や脳出血、脳幹の脳卒中、多発性脳血管障害、脳卒中の再発などでは、嚥下障害が重かったりします。

認知機能障害があると、病状認識や状況判断が困難に

認知機能に問題があると、「食べ物を認知して、口に物を含む」という摂食・嚥下のスタートが、スムーズに始まらないことがあります。また、口に物を含んでも、そのまま溜めていて、それ以上反応が起きないことがあります。

認知症の症状によっては、食べることを拒否する場合もあります。その理由は、本人から直接聞けないのではっきりとは言えませんが、何か嫌だったことと食べることとが結びつく経験をしたときに、拒食が見られることもあると考えられています。

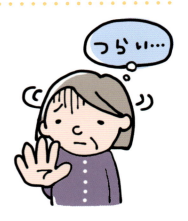

食べることを拒否された例

患者Aさん
　Aさんは、脳梗塞に罹患し、失語症、認知機能の低下が残っていました。急性期に肺炎を合併したため、かなり吸引されたようです。しかし、失語症のため、嫌だということや、つらさを言葉では訴えられなかったのです。この経験が摂食拒否につながったと考えられます。

患者Bさん
　Bさんは、症状が改善し、唾液でむせることもなく、よい状態となっても、決して口を開けることはなく、経口摂取がかないませんでした。状況判断をするための認知機能が保たれていれば、口を開けてみようと思えたと考えられますが、それができなかったのです。

 ## 栄養状態悪化で、筋肉がやせ、免疫機能が低下

摂食・嚥下には、口や喉にある数十の筋肉が関与します。よい嚥下を繰り返し行うためには、これらが上手に協働して力を発揮することが不可欠です。

しかし栄養状態が悪くなると、これらの筋肉がやせ、力が出せなくなります。このような状態を「サルコペニア（sarcopenia）」と呼びます。また、筋肉が頑張って働いたとしても筋収縮が数回起きるだけでは、安全に食事をすることができません。人が生きるためには、一定量の食事を1日2～3回食べることが大切です。そして、毎回咀嚼し嚥下するには、かなりの筋力を要します。

01 摂食・嚥下の基礎知識

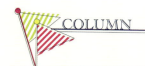

1食に必要な咀嚼と嚥下の回数

　1食摂取する際に、どのくらい噛んで（咀嚼して）、飲み込む（嚥下する）のでしょうか。よく「ひと口で30回噛む」などといわれますが、実際はどうでしょうか。

　通常、食事を食べる際には、ひと口分を10回程度咀嚼してから嚥下をします。仮に、1品15口前後、5品を食べるとすると、1食で約750回の咀嚼と75回の嚥下動作をすることになります。

咀嚼

ひと口10回咀嚼 × 1品15口 × 5品 = 750回

嚥下動作

1品15口 × 5品 = 75回

　1回の嚥下動作でうまく飲み込めないときは、嚥下動作を再度行う（分割嚥下）ため、実際には1食で100回程度の嚥下を行っていることになります。

　毎回咀嚼し嚥下するために、口や喉回りの小さな筋肉をこれだけの回数動かしているのです。咀嚼・嚥下にはかなりの体力を要するということは、こういうことなのです。

　万が一、誤嚥した場合には、呼吸に関わる筋肉群がうまく働いて、咳をして吐き出すことが必要です。内・外肋間筋や横隔膜など呼吸に関わる筋肉群は、嚥下に直接関わる筋肉に比べると大きいですが、これらの筋肉群も、栄養状態が悪くなるとやせ衰え、うまく働きません。

　また、栄養状態が悪くなると、免疫機能が低下するため、感染防御に悪影響を与えます。軽度な誤嚥で痰の喀出能力があり、炎症が短期間で治まると予測できる場合は、食べるのをやめて微熱が下がるまでは水分だけ摂取するか点滴に変える、食べるにしても無理せず食形態のレベルを落とし量も少なめにする、などでしのげることがあります。炎症を悪化させなければ、本人の持つ免疫力で限局性の軽微な炎症（肺炎）が改善し、重篤な肺炎を防げることもあります。

019

4 高齢者に嚥下障害が多い理由

加齢に伴い、ヒトの身体は様々な変化を遂げます。「嚥下」という行為について注目すると、高齢になると喉頭の位置が下がり、筋力が低下することで誤嚥しやすくなります。高齢者への食事ケアを実践する際には、高齢者の身体がどのような状態なのかを理解する必要があります。

嚥下反射で見られる喉とその周辺の器官の動き

咽頭期に起こる嚥下反射とは、「息が流れていく喉頭をしっかり閉じ、食べ物が流れる食道の入口を開く」という一連の動きであると説明しました。ここでは高齢者に嚥下障害が多い理由を、嚥下反射時に喉とその周辺器官がどう動くかという点から、解説していきます（図1-4）。

嚥下反射時には、軟口蓋が持ち上げられ（図1-4 ①）、咽頭の鼻部が閉鎖されます。口腔から食べ物（食塊）が送り込まれると、舌根部と中咽頭後壁の筋肉が収縮（咽頭収縮）し（図1-4 ②）、食塊を下咽頭に送ります。そして、食塊が下咽頭に到達する前に、舌骨が前上方に動き（図1-4 ③）、それに伴い喉頭も前上方に引き上げられます（これを喉頭挙上といいます）（図1-4 ④）。喉頭挙上が起こることで喉頭蓋が倒れ込

ポイント

嚥下時、喉仏を触れていると、一度、喉仏が挙がるのを感じることができます。

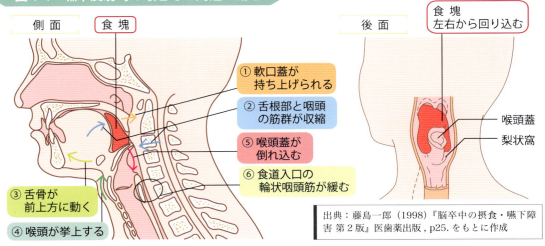

図1-4 嚥下反射時の喉とその周辺の動き

出典：藤島一郎（1998）『脳卒中の摂食・嚥下障害 第2版』医歯薬出版, p25. をもとに作成

み（図1-4⑤）、喉頭つまり「息の道」にしっかりと蓋をします。食塊は、閉じられた気道を避け、左右から回り込むように、下方へ進みます。このとき、食道の入口（入口部）が緩んでいることが必要です（図1-4⑥）。

喉頭位置の加齢変化

高齢者に嚥下障害が多い理由の一つに、喉頭位置の変化があります。

ヒトの喉頭位置は、乳児から高齢者になる間に、動物の進化の過程をたどります。安静時の甲状軟骨の高さ（喉頭の位置）は、乳児のときは第2-3頸椎、成人では第4-7頸椎、高齢になると第6-7頸椎というように、加齢とともに下がります（図1-5）。

乳児では、喉頭の位置が高く、喉頭が鼻腔の近くにあるため、母乳は口腔から直接食道へ送り込まれます。赤ん坊が母乳を飲みながら呼吸ができるのは、p15で解説した四足歩行する哺乳類に近い位置に喉頭があるからです（図1-6）。

乳児から成長するにつれて喉頭の位置が下がり、「食べ物の道」と「息の道」とが交差し、誤嚥しやすい構造になります。高齢者になると、喉頭の位置はさらに下がり、喉頭蓋を閉じるために喉頭を上げなければならない距離が長くなり、それだけ筋力が必要となります。

図1-5 甲状軟骨の位置の変化

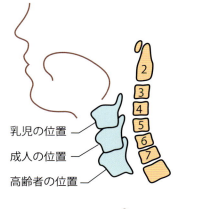
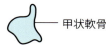

出典：三枝英人（2010）「シリーズ 知っておきたい生理・病態の基礎 11．嚥下」『耳喉頭頸』82(13):959-964. をもとに作成

ポイント
男性では、甲状軟骨が正面に膨らんで見え、「喉仏」といわれます。喉仏の位置＝喉頭の位置と覚えておくとよいでしょう。

ポイント
加齢により呼吸のコントロールと嚥下のタイミングも悪くなるため、さらに誤嚥しやすくなる。

図1-6 成人と乳児の喉頭の高さ

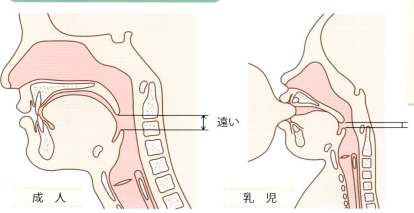

加齢に伴う筋肉の変化

加齢とともに、身体を構成する筋肉の量・質が変化します。加齢に伴うこの変化も、嚥下障害が高齢者に多い理由の一つとなります。

筋肉量の加齢変化

一般に高齢になると、全身の筋肉量は減少します（図1-7）。

嚥下に関わる筋群も同じように変化し筋肉量が減少すると考えられます。筋肉量の減少は、高齢者の喉頭の位置が下がる（p21 図1-5）原因の一つとなります。

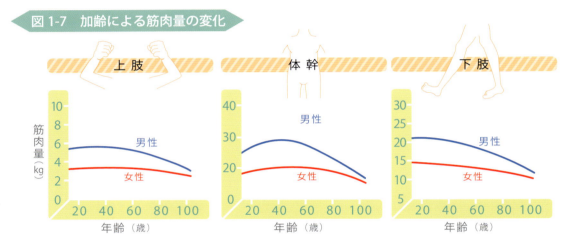

図1-7 加齢による筋肉量の変化

下肢では、上肢や体幹よりも早くから筋肉量の減少が起きる。20歳を過ぎると、筋肉量は減少し始め、高齢になるとより減少が進む。下肢のなかでは、大腿四頭筋の筋肉量の減少が顕著。

出典：谷本芳美,渡辺美鈴,河野令ほか（2010）「日本人筋肉量の加齢による特徴」『日本老年医学会雑誌』47（1）：52-57.をもとに作成

筋肉の加齢変化と筋疲労

筋肉は横紋筋と平滑筋に分けられ、さらに、横紋筋は骨格筋と心筋に分かれます。骨格筋のほとんどは運動を随意的にコントロールでき、疲労します。心筋の運動は随意的にコントロールできませんが、疲労しないので365日片時も休まず何十年も働き続けることができます。

嚥下に関わる筋肉は、横紋筋でありながら随意的にコントロールできず、この点では、いわゆる骨格筋とは異なりますが、疲労するという性質は持っています。

嚥下反射では、ほとんどの筋肉は収縮する方向に働きます。加齢で筋肉の量が減り質も変化するため、収縮速度・収縮力・収縮持続力などが低下すると、喉頭挙上が遅れたり不十分になります。

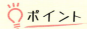

ポイント

摂食・嚥下には40個以上の小さい筋肉が関わるが、嚥下反射で弛緩する筋は、食道を開く輪状咽頭筋（下咽頭収縮筋下部筋束）と、声門を開く後輪状披裂筋の2つのみ。

横紋筋は疲れを知っている筋肉なので、過度に頑張らせると動かなくなったり、間違いを起こしてしまいます。「歩く・走る」という動作を例に考えてみましょう。疲れすぎると、転倒したり、筋肉が痙攣して走れなくなったりすることが起きたりしますね。

人が食事を摂取する際に、どのくらい嚥下をするかは、p19のCOLUMNで述べたとおりで、1食の嚥下回数は約100回です。嚥下に関わる小さい筋肉たちは、協働して100回前後の嚥下を、間違いなく行う必要があります。加齢により喉頭の位置が下がると、嚥下反射時に挙上すべき距離が長くなるため、100回の嚥下で筋肉たちは疲労困憊、つまり、嚥下に関わる筋群を過度に働かせることになります。その結果、喉頭挙上が遅くなり喉頭蓋が「息の道」を閉じるタイミングが遅れ、閉じ方が不十分になるという状態が起き、誤嚥リスクが高くなります。

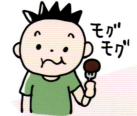

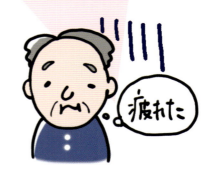

高齢者は誤嚥しやすい

高齢というだけで嚥下にとって不利となることが、ある程度、ご理解いただけたと思います。

その高齢者の栄養状態が悪化したり脱水状態になったりすると、さらに筋肉の量や質が低下し、呼吸・咳などの力が弱くなります[2,3]。そこに新たな病気が加わると、嚥下機能はますます悪化するという悪循環に陥ります。

これまで述べてきた摂食・嚥下のしくみについて理解することは、日々のケアを実践するうえで、非常に重要なことだと思います。

摂食・嚥下のしくみを理解することで、食べられない理由を考え適切な対応（工夫・相談など）につなげていけるようになるでしょう。

摂食・嚥下が成立する条件には、個人の摂食・嚥下機能の状態といった身体的要因だけでなく、その人が置かれている環境要因（関わる人々のケア力・マンパワーの数など）が重要です。

加齢による変化や病気による障害といった身体的要因は、変えることはできないかもしれません。

しかし、環境要因は、私たちの意識次第で、変えることができます。問題にぶつかり悩んだときに、"食べたい人""食べさせたい人"の双方が、少しでも元気に過ごせるような環境とはどのようなものかを知り、それをつくることが大切です。

次章以降では、環境要因をよりよくするために、摂食・嚥下障害を持つ人のケアを行うときに私たちが知っておいたほうがよいことや、注意できることについて、図や写真を交えながら解説していきます。

文　献

1）Koichiro Matsuo et al.（2009）"Coordination of mastication, swallowing," *Jpn Dent Sci Rev*, 45（1）：31-40.

2）Laia Rofes et al.（2011）"Diagnosis and management of oropharyngeal dysphagia and its nutritional and respiratory complications in the elderly," *Gastroenterol Res Pract.* , Article ID 818979：1-13.

3）Rainer Wirth et al.（2016）"Oropharyngeal dysphagia in older persons – from pathophysiology to adequate intervention: a review and summary of an international expert meeting," *Clinical Interventions in Aging*, 11: 189–208.

4）三枝英人（2010）「シリーズ 知っておきたい生理・病態の基礎　11. 嚥下」『耳喉頭頸』82（13）：959-964.

5）山田陽介他（2007）「15 ～ 97 歳日本人男女 1006 名における体肢筋量と筋量分布」『体力科学』56: 461-472.

6）谷本芳美他（2010）「日本人筋肉量の加齢による特徴」『日本老年医学会雑誌』47（1）： 52-57.

Chapter

2

誤嚥が心配な人の
食事のケア

栄養摂取は経口摂取が第一選択です。誤嚥が心配な人は、嚥下機能に応じた
適切なアプローチが必要です。本章では、主に病院で行う経口摂取に向けて
の毎日のケアと患者の状態の評価方法、食事介助のスキルなどを紹介します。
家庭や施設で、上手に活用してください。

Contents

1　毎日のケア
2　経口摂取開始前の評価
3　経口摂取開始までのアプローチ
4　冷水テスト・お試し食
5　食事介助の基本
6　食べるときの適切な姿勢
7　食事介助の進め方
8　食形態の選び方
9　とろみ剤・ゲル化剤の種類と取り扱い
10　とろみ剤の使い方
　　　症例1
　　　症例2

1 毎日のケア

食べ始めるための体力や口腔内環境の維持・向上を目的として、口腔ケア、義歯の装着、離床などのケアをできるだけ毎日行います。

基本の口腔ケア

　口腔ケアは、患者の口腔内を清潔に保つために行います。また、口腔周囲には感覚神経が多く分布するため、口腔ケアを行うことは脳への感覚入力にもなります。ケアのなかで唇や舌を動かすことは、口腔機能を維持することにも役立ちます。

　経口摂取をしていない患者の場合、「口腔内はあまり汚れない」と誤解されがちです。しかし、経口摂取をしないと唾液の分泌が減って口腔内は乾燥し、口腔内細菌が繁殖しやすい環境に陥ります。経口摂取ができない患者も、できる患者も、毎日の口腔ケアが欠かせないのです。

　基本の口腔ケアでは、歯ブラシやスポンジブラシを使って舌や粘膜を意識したケア・マッサージを行い、口腔内衛生・湿潤の維持を図ります。口腔内の環境は、患者によって千差万別です。どのようなケアやケア用品が必要かは、患者の口腔内の衛生状態、歯の有無、覚醒状態や認知機能（意思疎通が可能か）、身体／顔面の麻痺の有無、で決めます。基本の口腔ケアだけでは汚れがなかなか取れない場合や、特殊なケアを必要とする疾患がある場合、歯牙の問題がある場合などは、歯科に相談します。

唾液の働き

　唾液には、様々な役割があります。口腔内を清潔に保ったり（自浄作用）、唇や舌の動きを滑らかにします。また、食べ物が咀嚼され唾液と混じることで、食べ物を飲み込みやすい塊（食塊）にまとめたり、味覚刺激物質が唾液に溶けて味覚が生まれます。

　これらの唾液の機能を十分に発揮するためには、口腔内が清潔に保たれている必要があります。

誤嚥が心配な人の食事のケア 02

必要物品

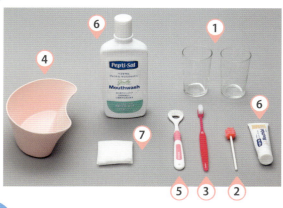

1. コップ2個
   清潔な水と汚れのついたブラシを洗う水とを分ける
2. スポンジブラシ
3. 歯ブラシ（自分の歯がある人）
4. ガーグルベースン

＊以下、あると便利なもの＊

5. 舌ブラシ
6. 口腔湿潤剤・含嗽剤
7. ガーゼ（うがいが困難な人）

ケアのタイミング

　口腔内の状態は個人によって異なるため、衛生状態に応じて口腔ケアの回数を加減します。就寝中に唾液の分泌や嚥下する回数が減少し口腔内細菌が増加するため、就寝前に必ず口腔ケアを行います。経管栄養の場合は、経口摂取と同様に経管栄養を行う前に口腔ケアを行います。口腔内の刺激による嘔吐や嘔吐物の誤嚥を防ぐため、経管栄養中や直後の口腔ケアは避けます。

ケアの姿勢

　誤嚥が心配な患者の場合、口腔ケアで使用する水分や洗浄液などを誤嚥するリスクがあります。そのリスクを減らすためには口腔ケア時の姿勢が重要です。

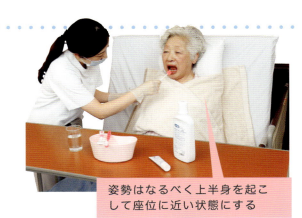

姿勢はなるべく上半身を起こして座位に近い状態にする

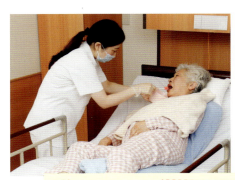

　臥位（横になった姿勢）のまま口腔ケアをすると、重力で唾液などの水分が喉（咽頭）に垂れ込み、誤嚥しやすくなります。座位になれない患者や覚醒がよくない患者は、頭部または体幹を横向きにして口腔ケアを行うと、水分が口腔外に流れ出るため、喉に垂れ込みにくくなります。

> 💡 **ポイント**
> - 口の下にガーグルベースンやタオルなどを置いて、服やシーツが汚れるのを防ぐ。
> - 吸引器がある場合は、口腔内の水分を吸引しながら行ってもよい。

027

口腔内の観察

口腔内をよく観察し、汚れの有無、乾燥の有無、義歯が合っているか、を確認します。義歯は表面と裏面をチェックする必要があるため、外して確認します。口腔内は暗いので、ペンライトがあるとより観察しやすくなります。

舌のケア

舌苔（ぜったい）を取り除くために舌のケアを行います（図2-1）。舌苔とは舌の糸状乳頭に細菌や粘膜、食物残渣などが付着したものです。舌苔をそのままにしておくと、口臭や味覚障害の原因となるだけでなく、舌苔中の細菌を誤嚥して、誤嚥性肺炎を引き起こすおそれがあります。

汚れがひどく痂皮状（剥離した粘膜の上に乾燥した痰や食物残渣などが堆積したもの）になっている場合は、含嗽剤を含ませた綿球などであらかじめ舌の汚れを浮かせてから、ブラシ類（スポンジブラシや舌ブラシ）で清掃します。乾燥がひどい場合は、ケア前に口腔湿潤剤を塗ると効果的です。

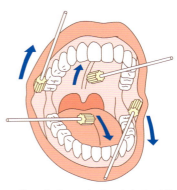

図2-1　舌のケア

▶ スポンジブラシを舌の奥から手前に向かってやさしく動かします。
▶ 舌が乾燥している場合、舌粘膜の損傷を防ぐため、口腔湿潤剤で保湿してからケアします。

口蓋・頰粘膜のケア

舌と同様に、保湿してからスポンジブラシで口腔の奥から手前に向かって行います。

歯のケア

歯ブラシはそれぞれの歯の大きさや状態に合わせて選びます。

歯と歯肉の間、歯と歯の間、歯の上面は汚れが溜まりやすい部位です。磨き残しがないように、毎日一定の順序で磨くとよいでしょう。

スポンジブラシの取り扱い

スポンジブラシは、使用前に水で湿らせます。スポンジの水分が多いとその水分を誤嚥することがあるので、指先でよく絞るなどして水分量を調整します。

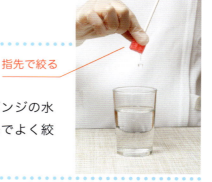

指先で絞る

028

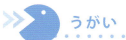
うがい

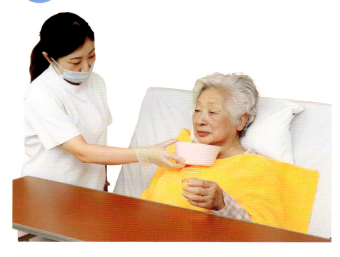

　患者が自分でうがいできる場合は、上半身を前傾させ、顔を下に向けて水分が喉に入らないような姿勢をとります。

　誤嚥が心配な患者は、うがいが困難なことが予測されます。その場合、うがいはせずにスポンジブラシやガーゼで仕上げの清掃をします。

> **ポイント**
> 誤嚥が心配な患者は、うがいの水でも誤嚥しやすいので注意が必要。

義歯の装着

　適合している義歯を装着することで舌や顎の位置が安定し、話しやすくなり嚥下もしやすくなります。経口摂取をしていなくても、可能であれば義歯を毎日装着します。

　覚醒状況や体温、呼吸が安定し、口腔内環境が整っていれば、日中に義歯を装着します。そうでない場合や、患者に認知機能低下があり、義歯を入れることを拒否する場合は、無理に義歯を装着せずに基本の口腔ケアを徹底します。義歯が合わない場合は、歯科に調整を依頼します。

離　床

　1回の食事で十分な量を安全に食べるためには、30分程度は椅子に座ったり、ベッドで上半身を起こした姿勢を保つ体力が必要となります。

　臥位で過ごす時間が長いと、首が後ろに反り、口が開いたままの姿勢になりがちです。

　上半身を起こして口が自然と閉じるような姿勢をとることは、食事を始めるための準備になります。そうした姿勢をとれるように、入院中であっても、まだ経口摂取を始める前であっても、ベッドから出て椅子や車椅子に座る時間をつくります。

>  **ポイント**
> 食事をしっかり摂るには、座位で30分程度安定していられるのが理想。

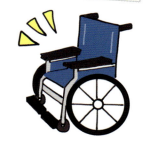

2 経口摂取開始前の評価

誤嚥が心配な患者に対しては、安全に経口摂取を始められるかを評価します。評価する項目は、覚醒状況、体温、呼吸状態、口腔内環境です。これらに問題がないことをチェックし、経口摂取が可能な状態にあるかを見極めます。

評価する項目

覚醒状況

　食べ物を認知するには、覚醒している（目が覚めている）ことが必要です。また、食欲がそそられるというためにも、覚醒していることが重要です（p16参照）。

　食べ物を目で見て、においを嗅ぐことで、食べ物を口に入れる準備が始まります。唾液の分泌が増えたり、唇や舌の形が変化したりします。

　そこで、まず、目がしっかり開いているか、声掛けへの反応がしっかりしているかなど、患者が覚醒しているか確認します。

　覚醒していないまま食事を開始すると、食事中に適切な姿勢が保てない、嚥下反射（p14参照）が起こりにくい、咽頭に食べ物が残留して喀出できない、誤嚥してもむせない、などで誤嚥を起こし肺炎になる危険性が高まります。

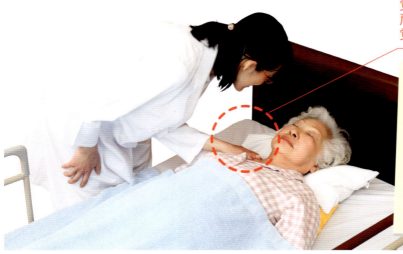

覚醒が悪い患者には肩をゆするなどして覚醒を促す

ポイント
- 評価の最中でも覚醒が落ちて反応がなくなる患者がいる。患者が覚醒しているか、適宜確認する必要がある。
- 覚醒が悪い場合は、声掛けや、身体を動かして覚醒を促す。

体温

体温を測り、発熱の有無を確認します。平熱には個人差があるので、その人の平熱を知っておくとよいでしょう。微熱であってもそれが続く場合、嚥下機能が低下している人には影響することがあります。患者が発熱している場合は、経口摂取を控えることを検討します。

> **ポイント**
> - 風邪（上気道炎）などで発熱すると、覚醒が低下し、嚥下機能がさらに落ちるおそれがある。
> - 発熱がある場合は、誤嚥性肺炎を疑う必要がある。
> - 咽頭などの局所の炎症で微熱が持続すると、嚥下機能は低下する。

呼吸状態

呼吸が安定していないと嚥下は難しくなります。そのため、頻呼吸、努力様の呼吸、呼吸困難、呼吸リズムの乱れ、咳の頻発、多量の痰がないことを確認します。

空気と食べ物の通り道は交差（p14参照）していることから、呼吸と嚥下は密接な関係にあります。嚥下するときは、食べ物を空気と一緒に吸い込まないよう、正常の場合は、呼吸が反射的に一時停止します（嚥下性無呼吸）。呼吸が荒い場合、嚥下性無呼吸の時間が短く、嚥下の途中で息を吸い込むことになり、気管に食べ物が誘導されやすくなります。また、呼吸困難があると嚥下性無呼吸でさらに苦しくなり、食事で疲れやすくなります。

誤嚥した場合には、咳をして気道から食べ物を吐き出す力が必要です。そのため、意識的に咳ができるかもチェックします。

口腔内環境

患者に口を開けてもらい、口腔内が清潔に保たれているかを観察します。

清潔に保たれている場合は、「冷水テスト」に進みます（p34参照）。清潔に保たれていない場合は、基本の口腔ケア（p26参照）を行ってから冷水テストに進みます。

COLUMN　覚醒の基準

多くの医療機関では覚醒状態の評価としてジャパン・コーマ・スケール（Japan Coma Scale: JCS）を用いています。それに従うと、「覚醒している」とはJCS I 桁であることを指します（表2-1）。すなわち、刺激しないでも覚醒している状態です。

覚醒状態に変動がある患者など、場合によってはJCS Ⅱ-10（普通の呼び掛けで容易に開眼する）でも少量の経口摂取開始は可能です。

表2-1　Japan Coma Scale（JCS）

Ⅰ　刺激しないでも覚醒している状態（1桁で表現）	
0	意識清明
1	見当識は保たれているが意識清明ではない
2	見当識障害がある
3	自分の名前や生年月日が言えない
Ⅱ　刺激すると覚醒する状態（2桁で表現）	
10	普通の呼び掛けで容易に開眼する
20	大きな声で呼び掛ける、または体を揺さぶることで開眼する
30	痛み刺激を加えつつ呼び掛けを続けると辛うじて開眼する
Ⅲ　刺激しても覚醒しない状態（3桁で表現）	
100	痛みに対して、払いのけるような動作をする
200	痛み刺激で少し手足を動かしたり顔をしかめる
300	痛み刺激に全く反応しない

※上記に、R（不穏）・I（糞便失禁）・A（自発性喪失）などの付加情報をつけて、「JCS 20-R」などと表す

3
経口摂取開始までのアプローチ

栄養摂取は可能な限り経口摂取が第一選択です。
入院中は様々な理由で禁食となりますが、経口摂取を開始することができる患者を見落とさず、的確なアプローチを迅速に行うことが、不必要な禁食期間の短縮、低栄養の予防につながります。

経口摂取を始めるまでの流れ

どのような疾患の治療でも、適切かつ十分な栄養摂取が行われることは重要です。栄養摂取が適切に行われることで、病気の治癒を早めるだけでなく、患者の栄養状態の維持・向上が生活の質（Quality of Life: QOL）の改善につながり、急性期医療の効率化を促進します。

東京都健康長寿医療センターの栄養サポートチーム（Nutrition Support Team: NST）は、患者の適切な栄養摂取を実現するため、2016年度に「経口摂取開始のためのフローチャート」（以下「経口摂取開始チャート」）（図2-2）を作成し、対象者（表2-2）に運用を開始し、禁食率を低下させる、入院期間を短縮させる、ひいては廃用萎縮の発症を予防するなどの成果を得ています。

ここではまず、経口摂取開始までの全体の流れを概観します。具体的な運用方法については、次項の図2-2、およびそれ以後の解説を読んでください。また、巻末に家庭でも使用できるフローチャートを掲載しました（p116 巻末付録1）。

経口摂取を積極的に検討したい患者は、誤嚥のリスクが高い患者でもあります。その点に留意しながら嚥下機能の評価や食事方針の立案、食事調整を行います。

表2-2　経口摂取開始チャートの対象者

対象者	❯ 入院時禁食となった患者 ❯ 入院経過中に禁食となった患者 　（検査のための短期禁食は除く） ❯ 経口摂取の絶対禁忌がないものの何らかの理由で禁食とされそのままとなっている患者
経口摂取を積極的に検討したい患者	① 脳血管障害の急性期 ② 誤嚥性肺炎後 ③ 重症心不全 ④ 重症呼吸不全 ⑤ 消化器疾患 など
経口摂取が絶対禁忌の患者	① 意識障害 ② 消化管出血中 ③ 胆管・胆のう炎の極期 など

02 誤嚥が心配な人の食事のケア

図2-2　経口摂取開始のためのフローチャート（経口摂取開始チャート）

経口摂取開始前の評価 → p30

①覚醒状況　②体温
③呼吸状態　④口腔内環境

左記項目が良好の場合、基本の口腔ケアを実施してから冷水テストへ

良好 ↓ / 不良

基本の口腔ケア → p26

◆舌や粘膜を重視した口腔ケア・マッサージ
◆口腔内衛生・湿潤の維持

毎日のケア → p26

①基本の口腔ケア
　◆舌や粘膜を重視した口腔ケア・マッサージ
　◆口腔内衛生・湿潤の維持
②義歯の装着　③離床　④栄養管理

良好 ↓

冷水テスト → p34

問題に応じて他科に連絡

①栄養管理
　▶ NST介入
②嚥下内視鏡検査などの評価
　▶ 耳鼻咽喉科
③身体機能の評価（嚥下機能評価を含む）
　▶ リハビリテーション科
④口腔ケア、義歯調整
　▶ 歯科口腔外科
⑤嚥下評価、食事介助指導
　▶ 摂食・嚥下障害看護認定看護師

冷水テスト（1回目）
3mlの冷水を口腔底に注ぐ*

嚥下なし →
嚥下不良

嚥下　良好 ↓

むせる
呼吸変化あり
湿性嗄声あり

とろみ冷水テスト
3mlのとろみ冷水を口腔底に注ぐ

不良 →

とろみで良好

冷水テスト（2回目）
3mlの冷水を口腔底に注ぐ*

嚥下不良

嚥下　良好 ↓

お試し食 → p38

平日昼のみ。看護師と栄養士、または看護師2名で評価。

むせる
呼吸変化あり
湿性嗄声あり

コップ冷水テスト

嚥下不良

嚥下　良好 ↓

食形態の選択

摂食良好	咀嚼不良／義歯不適	1皿以上の量をスムーズに摂取	いずれも摂取が数口	いずれも摂取が困難
常食か全粥食	やわらか食	嚥下調整食を選択 → p54	単品ヨーグルト、または単品嚥下調整用ゼリー	翌日もお試し食評価それでも困難な場合は他科依頼

＊不足分は代替栄養を検討

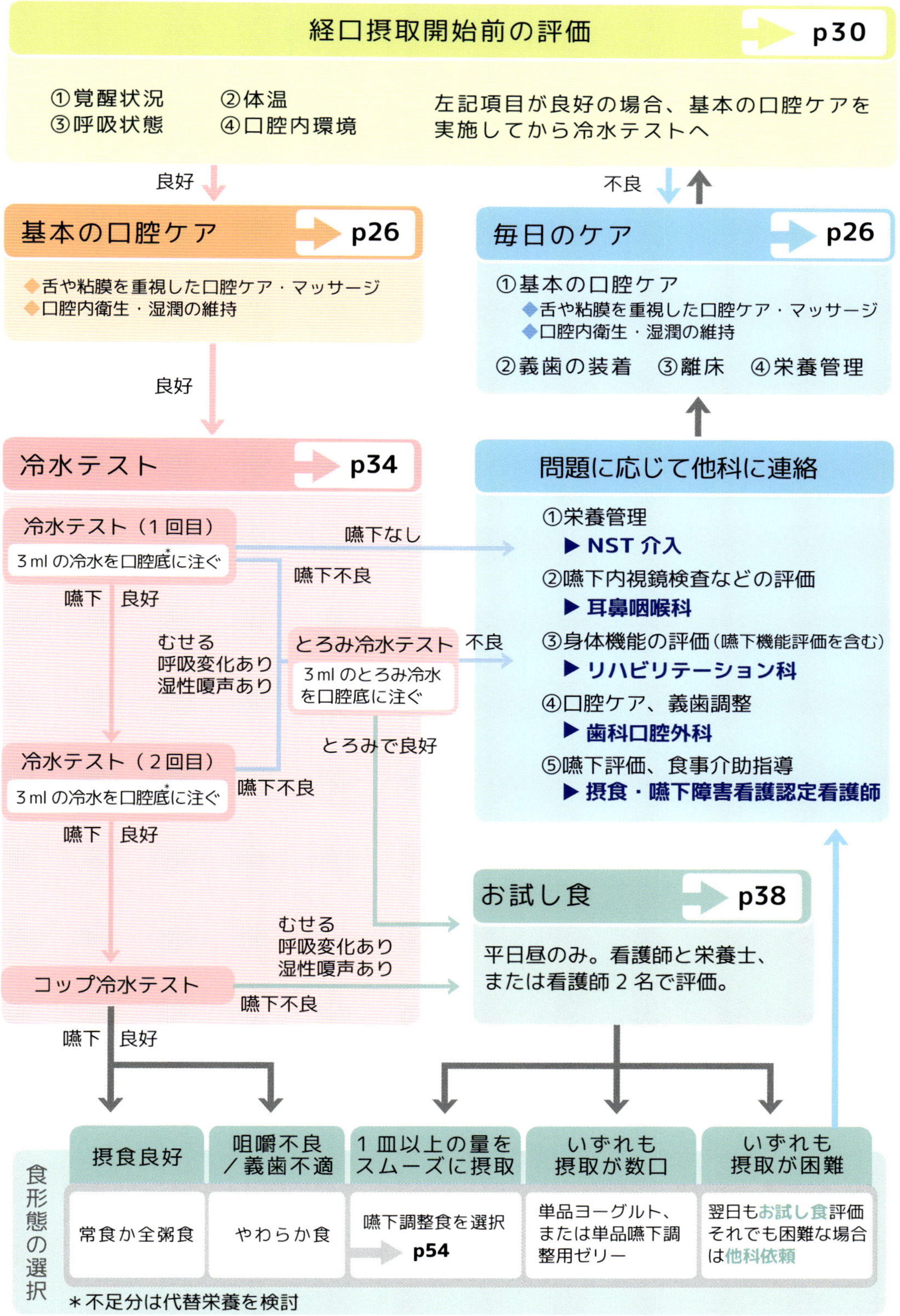

＊口腔ではなく口腔底としたのは、介助時に急に口の中に入れたり、口の奥に入れてしまい、患者がむせたり誤嚥することがあるためです。優しく、口腔の手前に入れてほしいため、このように表現しています。

（東京都健康長寿医療センター経口摂取開始チャートをもとに作成）

4 冷水テスト・お試し食

経口摂取を開始する前の評価で問題がなければ、次に食事を始められる状態にあるか、嚥下機能をチェックします。ここでは、チェックした内容をもとに患者それぞれの嚥下機能に合った食事内容を選択する方法を紹介します。

冷水テスト

覚醒・体温・呼吸の状態が安定しており、口腔内が清潔な状態になったら、冷水テストを行います。冷水テストでは以下の手順に沿って嚥下機能をチェックします。

必要物品

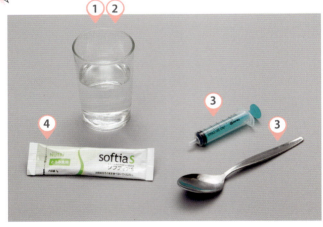

1. 冷水
2. コップ
3. ティースプーンまたはシリンジ
4. とろみ剤

> **ポイント**
> 氷を入れて、軽くかき混ぜて冷やした水を用意する。冷水を使うことで、冷たさが刺激となり、嚥下反射が起こりやすくなる。

医療機関では、嚥下機能のテストとして、3mlの水をシリンジで患者の口に入れる「改訂水飲みテスト（Modified Water Swallow Test: MWST）」が行われることがあります。本書では、家庭・施設でも応用できるよう、ティースプーンを用いた方法を解説します。

テストの姿勢

誤嚥しやすさや飲み込みやすさは姿勢の影響を受けます。顎を軽く引いて崩れにくく安定した姿勢をとります（顎が上がり、首が反った姿勢は誤嚥しやすい）。

ベッド上でテストを行う場合、枕やバスタオルを使って首の角度を調整します。特に円背（背中が丸まっている）の患者は、顔を正面に向けると体幹に比べて首が反った角度になるので注意が必要です。

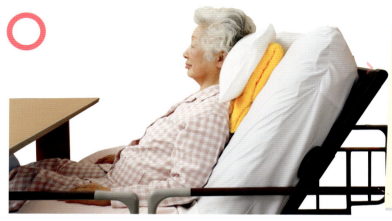

ポイント
自分で首を動かせる患者には「うなずいて」「下を向いて」などと介助者から声を掛け、患者自ら顎を軽く引いてもらうと、誤嚥しにくい姿勢を楽にとることができる。

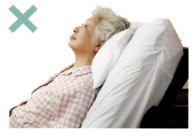

首が反っていて誤嚥しやすい。

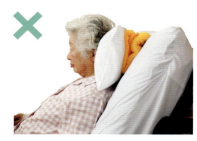

顎を引きすぎてかえって嚥下しにくい。

車椅子の場合

車椅子上でテストを行う場合も、姿勢や首の角度が安定しているか確認します。患者の体形に合わせて、適宜足台やタオルで調整します。

足元が安定しない場合、タオルを足元に入れて高さを調整する（大腿後面全体が車椅子の座面に乗って、大腿後面と殿部で体重を受けるような足の位置）

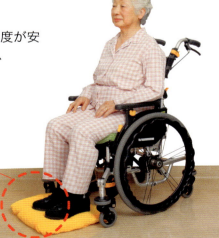

テストの実施

PROCESS 1　冷水テスト1回目

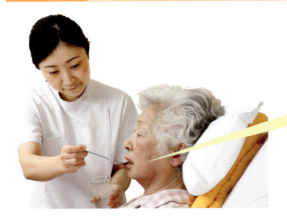

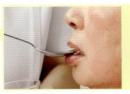

1 介助者が冷水をティースプーン1杯（約3ml）取り、患者の口の手前側に入れます。患者は口を閉じて冷水を飲み込みます。

スプーンは正面やや下方から近づける

2 飲み込んだあとの患者の状態を観察し、評価します。

右側に麻痺のある患者の場合

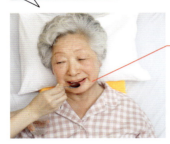

患者の右側から左に向かって入れる

顔面麻痺がある患者には、水がこぼれないように、麻痺がない側の口に冷水を入れるようにします。

ポイント

医療機関では患者の喉頭隆起（喉仏）に指を当てて触診したり聴診器で聴診したりして詳細な評価をすることがある。ただし、この方法には専門的な知識が必要であるため、家庭や施設では、冷水テストを正しく行うことを徹底する。

WEB動画

観察項目	想定される状況
（A）むせ込みがあるか（軽い咳払いも含む）	むせ込みがある場合、喉頭侵入または誤嚥しています
（B）飲み込んだあと、「あー」など声を出してもらい、ガラガラとした湿った声（湿性嗄声）になるか	湿性嗄声がある場合、喉に冷水が残っている可能性が高いです。咳払いをしてすっきりさせます
（C）冷水を一度で飲み込めるか	一度に飲み込めない場合、飲み込む力が低下している可能性があります。水の量が増えるコップ冷水テストは注意して行います
（D）冷水で嚥下反射が起きるか	嚥下反射が起こらない場合、徐々に冷水が喉に垂れ込み、誤嚥する可能性があります

評価

（A）〜（D）すべてに当てはまらない、あるいは（C）のみ当てはまる場合
→「PROCESS 2 冷水テスト2回目」へ

（A）または（B）に当てはまる場合
（むせる、湿った声になる）
→「PROCESS 3-2 とろみ冷水テスト」へ

（D）に当てはまる場合
（嚥下反射が起こらない）
→冷水テストは中止

PROCESS 2 冷水テスト2回目

PROCESS 1と同様に、患者に冷水を飲み込んでもらいます。

評価

(A)～(D)すべてに当てはまない あるいは(C)のみ当てはまる場合	(A)または(B)に当てはまる場合（むせる、湿った声になる）
「PROCESS 3-1 コップ冷水テスト」へ	「PROCESS 3-2 とろみ冷水テスト」へ

PROCESS 3-1 コップ冷水テスト

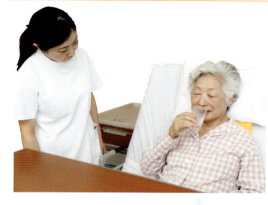

冷水をコップから直接飲んでもらいます。このとき、患者の首が反らないように気をつけます。

評価

(A)～(D)すべてに当てはまない あるいは(C)のみ当てはまる場合	(A)または(B)に当てはまる場合（むせる、湿った声になる）
「食事」を開始します。義歯が合わなかったり咀嚼力が弱い患者は、全粥や、やわらかめの副食にします。	「お試し食」へ

PROCESS 3-2 とろみ冷水テスト

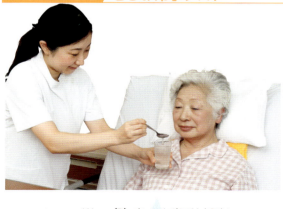

冷水にとろみを付けて（p65参照）、PROCESS 1と同様に嚥下を評価します。

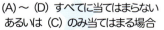
評価

(A)～(D)すべてに当てはまない あるいは(C)のみ当てはまる場合	(A)または(B)に当てはまる場合（むせる、湿った声になる）
「お試し食」へ	嚥下機能が非常に低下している可能性があるため、評価を中止します。「毎日のケア」（p26参照）を続け、日にちをあけて再評価します。

お試し食とは

東京都健康長寿医療センターでは、経口摂取を積極的に検討開始したい患者に対して、「とろみ付きのお茶」「ジュースゼリー」「おかずゼリー」「ミキサー（ブレンダー）食」という異なる食形態を1品ずつセットした食事をお試し食として用意しています（**写真**）。これにより、患者が嚥下しやすい食形態と提供量を評価し、今後の食事内容を決めます。

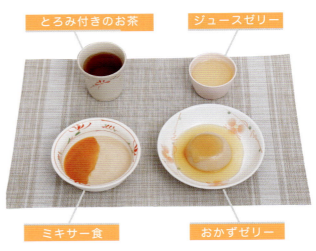

お試し食の各食形態の適応

お試し食は、基本的にはすべての食形態を試し、患者が嚥下しやすい食形態を次の観察項目に基づいて評価することにより、それぞれの患者にふさわしい食事内容を選択します。

観察項目	評価
① むせ込みがある（軽い咳払いも含む）	摂食困難
② 飲み込んだあと、ガラガラとした湿った声（湿性嗄声）になる	
③ いつまでも嚥下することができず口の中に残っている	
④ 一度で嚥下できない	摂食困難ではないが摂食に工夫が必要
⑤ 嚥下までに時間がかかる	
⑥ 嚥下はするものの口の中に食べ物が残っている	
⑦ 飲み込むのに疲れる	

お試し食を提供する順番には、特に決まりはありません。ただし、お試し食を試す以前に、冷水テストやコップ飲水で摂取に工夫が必要であると考えられる場合には、とろみを付けたお茶から進めていきましょう。

試してみて、むせ込みまたは湿性嗄声が生じる食形態は中止し、別の食形態を試します。

すべての食形態が嚥下困難な場合は、ひと口量を少なくする、姿勢をリクライニング位にする、など誤嚥を防ぐ工夫を

ポイント

経口摂取量が不十分な間は、代替栄養（経静脈栄養・経腸栄養）で補う方法を医師と相談する。なお、評価内容はカルテに記載し情報共有することも重要。
右頁に、病院におけるお試し食後の食事の進め方について参考例を示す。

してから、嚥下ができるかを評価します。

　工夫をしても嚥下困難な場合は、評価を中止します。少量のとろみを付けた液体や飴（誤嚥しないよう棒付きのものがよいでしょう。なければ飴をガーゼにくるみ、ガーゼごと舐める）で嚥下練習と毎日のケア（p26参照）を継続したのち、再評価を行いましょう。

　以下にそれぞれの食形態の適応患者について述べます。

とろみ付きのお茶

- 冷水テストや冷水とろみテストで2回以上嚥下しないと飲み込めない、嚥下までに時間がかかる、といった患者に適応。
- むせ込みまたは湿性嗄声がある、いつまでも口の中に残り嚥下できない場合は、「摂食困難」と判断。
- 摂食困難な場合、無理に食事を開始せず、ヨーグルトやゼリー1個から始める。

ジュースゼリー

- とろみ付きお茶の飲用が良好、または摂取困難とまではいかない患者に適応。
- ティースプーン1杯程度のゼリーを2回以上嚥下しないと飲み込めない、嚥下までに時間がかかる、などの患者は摂取困難ではないが、ひと口量を少なくする、姿勢をリクライニング位にするなど、誤嚥を防ぐ工夫が必要。
- 嚥下困難な場合は、お試し食を中止して、少量のとろみを付けた液体や、飴を使った嚥下訓練をし、併せて毎日のケアを行う。

おかずゼリー、ミキサー食

- コップ飲水が良好、特に摂取することに積極的な姿勢が見られる患者が適応。
- 良好に摂取できる場合、嚥下可能な形態として、患者本人の好みや、家庭や施設で用意しやすい同じ形態の食事から経口摂取を開始する。
- 飲み込む力はあるものの、自ら食べ物を喉に送り込む力がない場合、ミキサー食が摂取できることがあるので、次の食事からミキサー食を用意する。

お試し食の評価とその後の食事の進め方

　お試し食で経口摂取可能な形態が評価できたら、実際に嚥下調整食（p56-57参照）を摂取している状態を観察します。まずは昼食から開始し、順調なら摂取回数を増やし、食形態を再検討します。むせなどの誤嚥の徴候があれば、1段階前の食事に戻します。

例 スムーズに全量摂取可能な食形態がある → 夕食（または翌日の昼食）から、同じ形態の食事を開始する → 連続して3食、摂取良好ならば、食形態・食事量のアップを検討する ＊ただし、食形態と食事回数は同時にアップしない

例 少量しか摂取できない → 昼食のみ以下のものから1食を、少量から開始する。
・栄養補助食品（ゼリー）
・ヨーグルト
・ゼリー食1
・ミキサー食（主菜・副菜をミキサー食形態にする）
その期間中の代替栄養を検討する → 連続して3食、摂取良好ならば、食形態・食事量のアップを検討する ＊ただし、食形態と食事回数は同時にアップしない

5 食事介助の基本

食事介助は、適切なタイミング、方法、程度で行うことが重要です。患者の状態に合わせた介助の方法、程度を見極める必要があります。全面的に介助が必要な患者もいれば、部分的な介助や見守りだけでよい患者もいます。

介助の必要性の見極め

自分の力で口から食事を摂ることは、心身機能の改善や自立の促進、自尊心の向上につながるため、大いに推奨されます。一方で、安全性の確保も重要です。患者がどのような状況にあるのか、正確に見極める必要があります（表 2-3）。

表 2-3　患者の状態と介助方法の例

患者の状態	介助方法	
認知機能や腕や手の機能に障害があり、患者自身が食べ物を口元へ運ぶことが全くできない。 自身で口元へ運べるが、1 回に運ぶ量が多すぎる、ペースが速すぎるなど、安全に食べられない。	全介助	
視野の障害や認知機能の障害により、1 カ所／同じ食器から食べ続けてしまう。	部分介助	ときおり、食器の位置を動かす、ほかの食べ物も指さすなどの介助を行う。
食べ物の形態によっては、咀嚼が十分にできなかったり、こぼしたりと食べづらい。	部分介助	咀嚼を促す、手を支えるなど、食形態や食事中の様子に応じて手伝う。
口の中に溜め込む、手が止まる、急いで食べてしまうなどが見られるが、促すと動作を再開・修正する。	部分介助	適宜声を掛けたり、やさしく手を添えて、ペースを調整したりする。
何を食べるか選択できない。	部分介助	次の食器を見せる、箸やコップを持ってもらうなど、動作が始まるように促す。 注意機能や判断力の低下などにより「どの食器に手をつけたらいいのかわからない」患者に対しては、1 皿ずつ提供することで自己摂取できる場合がある。
道具の利用（箸やスプーンなど）がわかりにくい。	部分介助	ほかの人が使っている場面を見せたり、実際に手を添えて食具を持ってもらったりすると使える場合もある。 患者のなかには、「使い方を間違えたらどうしよう」と羞恥心を持っている人もいるため、気持ちにも配慮する。
自分で食べられ、量やペースの調整もできるが、嚥下調整食を摂取中など嚥下障害がある。 問題になるようなむせ込みの経験がある。 新しい食形態の摂取を始めたばかりである。	見守りながらの自己摂取	

介助のための環境整備のポイント

なるべく本人が慣れた環境で、食事の時間であることがわかりやすくなるように環境を整えます。安全に食べられることを第一に考え、患者の気持ちや食の喜びに配慮します。介助者の「介助しやすさ」（周囲のスペースや介助者の姿勢など）も考慮します。

室内環境を整える

食べる意欲が引き出されるような室内環境が望まれます。日の当たる部屋、壁に写真や絵画などが飾ってある、音楽を流す（食事への集中を妨げない程度）、座りやすい椅子がある、周囲の人がにこやかな表情であるなどは、食思を促すことができる望ましい環境といえます。食事中に注意が散漫になりやすい患者には、壁に向かって座る、刺激を遮断する、といった工夫も必要です。

食べたい気持ちを準備する

本人の食べたい気持ちを準備することから食事は始まります。食事時のルーティンがあると安心し、食べる気持ちの準備が整う患者もいます。ルーティンは、理解しやすい行動を、決まった順番で行うとよいでしょう。

> **食事時のルーティンの例**
> - メニューを読む／見せる
> - 手を洗う／拭く
> - 食具を見せる／触れてもらう
> - 食べこぼし用エプロンを付けるなど

孤食を避ける

食事は、1人で食べるよりも複数で食べるほうが進むものです[1]。可能であれば、何人かで一緒に食べる環境を整えます。病院では難しいかもしれませんが、介助者も一緒に何か飲みながら／食べながら介助できるとよいかもしれません。

自発的に食事を摂ってもらう

食事に限ったことではありませんが、一方的に介助を受け続けることは自尊心の低下につながります。次にどのおかずを食べるか、お茶をいつ飲むか、といった食事の流れを患者本人が決められると、「食べさせられている」という受動的な意識から、助けを受けながら自分で「食べている」という自立的な意識になります。

日々の変化に対応する

体調や食欲、気分は日や時間によって変動します。そのため、食事やおやつのたびに患者の様子を観察し、臨機応変な対応をとることが重要です。

食事時間を一定に保つことで生活リズムが整うため、ある程度は食事時間を固定したいのですが、やむを得ない場合は、時間をずらしたり、何回かに分けて少量ずつ食べたりするなど、柔軟な対応も必要となります。

6 食べるときの適切な姿勢

適切な食事姿勢は、誤嚥を軽減させる効果があります。加齢や脳卒中、がんなどで誤嚥の心配があるすべての人が適切な姿勢を考える対象となります。

望ましい食事の姿勢

円背や腰痛がある、麻痺があり唇や舌が動きにくい、長時間座っていることが難しい、など抱えている問題は患者によってそれぞれ異なります。基本的なポイントを押さえながら、痛みがなく余計な力が入りにくい、本人が最もリラックスして飲み込むことができる姿勢に整えます。

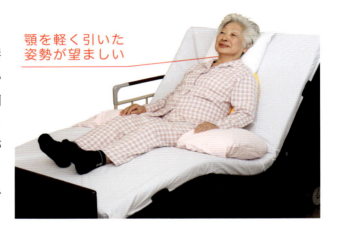

顎を軽く引いた姿勢が望ましい

望ましくない姿勢

> 首が伸展している

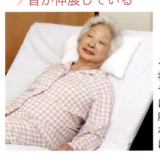

➡ 首が伸展していると気道が開いた状態になり誤嚥しやすく、嚥下する際に使う筋肉（舌骨上筋群）も動きにくくなるため、飲み込みにくくなります。

> 首が過度に屈曲している

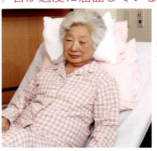

➡ 咽頭が狭くなりすぎて飲み込みにくくなります。

> 食べ物を口から喉までうまく送り込めない人にとっての前かがみの姿勢
➡ 食べ物が送り込まれないため口から出てしまうこともあり、飲み込むまでが大変です。

> ベッドや布団の上で、完全に平らになった姿勢
➡ ベッドを完全に平らにすると首が伸展し、誤嚥しやすく飲み込みにくい姿勢になります。

食事の際のベッドや車椅子の角度、メリット・デメリット

	30度	60度	座位〜90度
ベッド	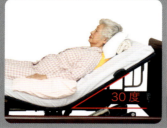	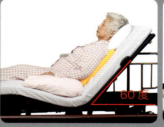	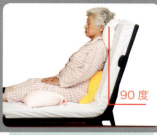
車椅子	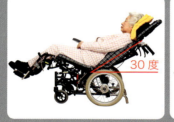	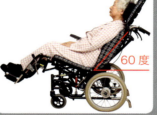	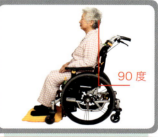
メリット	・重力で食道側に食べ物が落ちやすいため、誤嚥を軽減させる効果が高い ・誤嚥したときに吸引などの対処をしやすい	・誤嚥を軽減させる効果は保たれている ・自力で頭部を保持できない場合でもサポートがある	・車椅子や椅子に座ると足底が地面に着くため、身体が安定する ・咳がしやすいため、誤嚥した際に喀出しやすい ・自己摂取しやすい ・家族やほかの人と一緒に食卓を囲みやすい
デメリット	・自力での摂取は難しい ・誤嚥したものを出す咳の力は弱くなる ・寝ている姿勢に近いため、眠くなりやすい ・水分などは口から咽頭に流れ込みやすく、飲み込む前に咽頭に垂れ込んでしまう危険がある	・30度と同様、自力での摂取は難しい ・誤嚥したものを出す咳の力は座位に比べて弱くなる	・リクライニングによる誤嚥予防効果は低い ・首や身体を支える力が必要で疲れやすい

💡 姿勢選択のポイント

- 食事時間を考え、無理なく30分以上過ごせる姿勢にする。
- 嚥下は連続した運動なので、食べるときはリラックスできるような姿勢が理想。
- リラックスできる姿勢は個々で異なる。たとえば、普段寝ている時間が長い人は座っているだけで疲れてしまうことがあるため、背もたれの利用や姿勢調整が必要。

ベッドの角度の調整

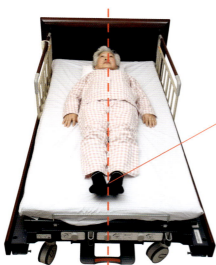

1 身体の位置がベッドの中心にくるように整えます。中心に身体がないと、ギャッチアップした際にすぐに姿勢が崩れてしまう原因になります。

ベッドの中心

2 腰の位置を決めます。このときベッドの角度が変わる位置に腰がくるようにします。身体が足側に寄りすぎたり頭側に寄りすぎたりすると、痛みや姿勢の崩れが起こりやすくなります。

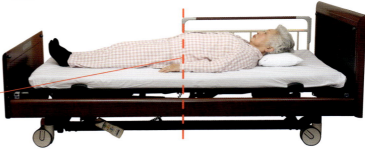

ベッドの角度が変わる位置に腰がくるようにする

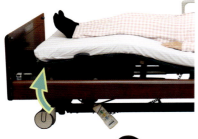

3 ベッドの角度を調整しながら、ギャッチアップします。このときベッドは足元から挙上し、足側にずり落ちてしまうことを防ぎます。

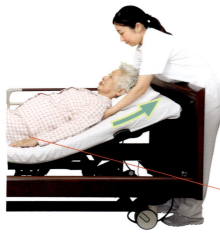

4 ベッドを挙上すると、腰が下にずり落ちることがあります。そこで頭側から身体を引き上げて、腰の位置を再調整します。

腰の位置を再調整

誤嚥が心配な人の食事のケア 02

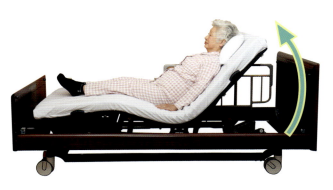

5 腰の位置を整えたら、それぞれの患者に適した角度（p43参照）になるように、徐々にベッドを挙上します。

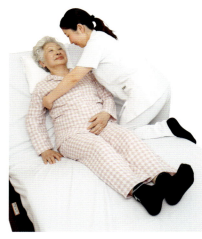

6 ベッドの角度を調整すると、ベッドと背中がずれて衣服が引っ張られている状態になります。これが繰り返されると褥瘡などの皮膚トラブルが生じるおそれがあります。
　また上半身が丸まってしまうことがあるので、背中に手を入れて一度身体を浮かし、背中を伸ばします。

> 💡 **ポイント**
> ベッド角度の調整は、ベッドを下げた際にも行うと身体が楽になる。

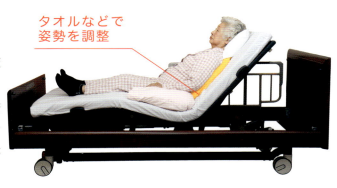

タオルなどで姿勢を調整

7 首が伸展していないかを確認します。
　麻痺などによって姿勢が安定しないときは、クッションやタオル、枕を入れて身体が傾かないようにします。

> 💡 **ベッドを起こしたあとの姿勢調整のポイント**
> - 食べている途中で姿勢が崩れたときは、最初に調整した理想的な姿勢に適宜直す。
> - 姿勢が頻回に大きく崩れる場合、理想的な姿勢を見直す必要がある。
> - ベッドや椅子、床など、身体が接している面積が大きいほうがリラックスできる。たとえば円背のある患者には、両方の肩甲骨の下にクッションを入れるなど、身体が浮かないような工夫が考えられる。

045

7
食事介助の進め方

安全に食べるためには、食前から食後にかけて包括的なケアが必要です。
食前は、覚醒状態や姿勢など経口摂取の条件が整っているかを確認します。
食事中は、誤嚥せずに食べられるように介助や見守りを行います。
食後は、食物残渣の誤嚥や胃内容物の逆流を防ぐためのケアを実施します。

食前のケア

　元気な人ならば、食卓に着いてすぐに食べ始めることができますが、誤嚥が心配な患者の場合は、安全に食事を始められるように準備を整える必要があります。
　食事前に、「経口摂取開始フローチャート」（p33 参照）でも取り上げた経口摂取開始の4つの条件が整っているか、毎食確認します。

経口摂取開始の4条件

条件1	条件2	条件3	条件4
覚醒している	発熱がない	呼吸状態が悪くない	口の中が清潔で潤っている

それぞれ十分でない場合は、次のような対応を行います。

「覚醒していない」場合の対応

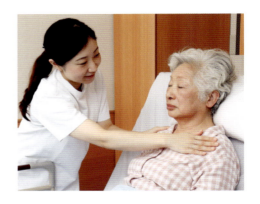

　入院中あるいは施設入所中、在宅療養中の患者のなかには、日中ベッド上で過ごしているため、十分に覚醒していない場合があります。覚醒しないまま食事を進めると、誤嚥するおそれがあり、大変危険です。
　食事の際には、まず声を掛けて食事であることを伝え、姿勢に配慮して身体を起こし、目を覚ましてもらいます。どうしても覚醒が悪い場合は、無理に食事を開始せず、可能な範囲で食事時間の変更を検討します。

「発熱がある」場合の対応

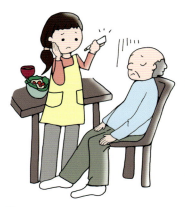

　会話が可能な患者には、体調を口頭で確認します。確認が難しい患者でも、体熱感や表情などから体調不良が推察される場合などは、必要に応じてバイタルサインを測定し、37.5℃以上の発熱を認めたり、明らかに体調が悪いときは、食事を控えます。

　発熱がなくても、体調不良を訴えたり、普段と様子が異なるときは、注意深く観察し無理に食事をさせないようにします。

　体調が悪いと普段よりも誤嚥しやすくなります。誤嚥が心配な患者には、自宅でも1日1回は検温することを勧めます。

「呼吸状態が悪い（痰が多いなど）」場合の対応

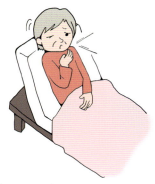

　痰が多く、食前に排痰が必要な場合があります。上体を起こすだけでも排痰しやすくなるため、目を覚まし、体調を確認したら、まず上体を起こします。痰が絡んだような声や呼吸音になっていないか確認し、痰絡みがあれば咳・咳払いで喀出するように促します。

　痰の吸引は負担が大きく、吸引後、呼吸状態が回復するまでに時間を要したり、食事をする余力がなくなってしまう場合があります。吸引を行う場合、食事の直前ではなく、数十分前に行うなど配慮しましょう。

「口腔内が乾燥している、汚れている」場合の対応

　口の中が乾燥した状態では嚥下しにくく、汚れていると誤嚥性肺炎の要因にもなります。食前には必ず口の中の状態を観察し、乾燥や汚れがあれば口腔ケアを行います。義歯を使用している場合は、口がきれいに潤ったタイミングで装着します。

　口腔ケア中は、患者の喉仏に注目し、嚥下反射が起きるか観察します。食事前の嚥下反射は、喉の準備運動になります。

　可能であれば口腔ケア終了時にも、唾液を飲み込んでもらいます。

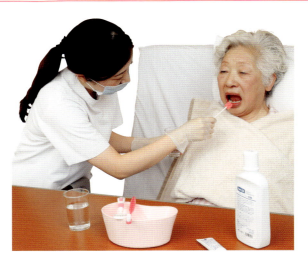

食事介助の実際

PROCESS 1　覚醒状態の確認

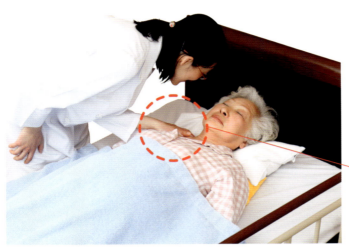

しっかりと開眼し、食事や周囲に注意を向けることができるか確認します。

声を掛け、必要であれば軽く肩などを叩いて起きてもらう

　時刻を告げ、必要に応じて時計を見せたり、カーテンを開けたりして、活動する時間であることを実感してもらいます。食事の準備ができていることを告げ、気持ちの準備をしてもらいます。食事前にお手洗いに行く必要がある場合は、誘導します。

> **ポイント**
> 食事の準備中や食事の途中でも眠ってしまう患者がいる。覚醒状態が低下すると、摂食行動に影響を与える。また、食事に集中できず、誤嚥の危険性が高まる。

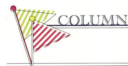

食前に体操を行う？

　施設などでは食前に体操をするところもありますが、体操することが難しい患者もいますし、嚥下に効果がある運動を的確に行うことは難しいものです。
　そこで本書では、比較的容易に行うことができ、食前の口や喉の準備として実用的と考えられる運動を以下に提案します。これらでも難しい患者はいるので、できるなら行うという程度で結構です。

- 声を出して会話をする（発声や歌も可）
- 首のストレッチ（ゆっくりと左右に回す、下を向く）
- 咳／咳払いをする
- 唾液を飲み込む※（口腔ケア中や食前）

※本人が行うことが難しい場合は、介助で無理のないように行う。食事開始時に食品に浸したスプーンをなめるようにして嚥下反射の惹起を促す、最も嚥下しやすいものを少量から食べ始めるなど、工夫してみてください。

PROCESS 2 　姿勢の調整と口腔内の観察

患者の姿勢を整え、口の中が清潔かを確認します。

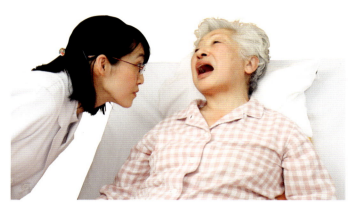

　口の中が乾燥していたり粘ついていたりする場合は、うがいをして、口の中がなるべく清潔な状態になるようにして食事に臨みます。
　口の中の観察後は、必要に応じて食事前のルーティン（p40 参照）行動を取り入れて、食事への準備を整えます。

PROCESS 3 　食事の配膳

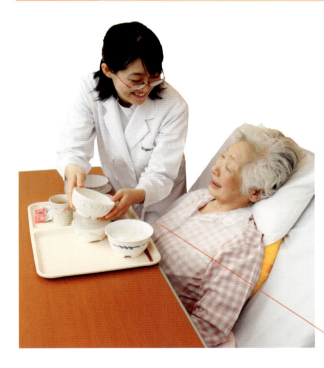

　食事を見せながら説明し、一緒に内容を確認します。
　介助者の視点から、患者本人の様子が普段と異なったところはないかを観察します。また、配膳された食事を見て、患者が食べにくそうなおかずはないかも確認します。水分にとろみ付けが必要な患者には、とろみを付けます。
　理解や食思を促すために、必要であればにおいを嗅いでもらったり、皿に触れてもらい、温かさや冷たさを実感してもらったりします。

食事を見せることで
食事への注意力が高まる

自助具・自助食器の例

　筋力低下や麻痺が見られるなど、患者の必要に応じて、自助具を選択します。食べやすい自助食器を使っている患者は、それに食事を移し替えます。

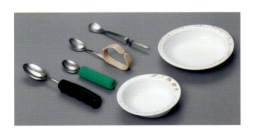

PROCESS 4　食事の開始

　必要な食事介助方法（p40 表 2-2 参照）で、食事を始めます。患者の注意が食事に向いているかを再度確認し、必要に応じて食事を開始する前に PROCESS1～3 までの項目を部分的に繰り返します。

介助者のポジション

　食事介助は毎日のことです。患者だけでなく、介助者もリラックスできるような環境で行わないと継続することはできません。介助者は、自分の利き手から判断して介助しやすい方向に入ります。介助するのが楽な姿勢で、必要ならば椅子に座ります。

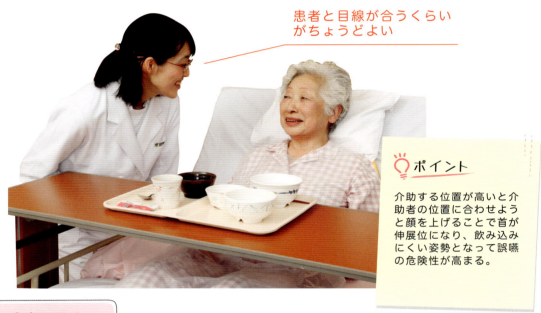

患者と目線が合うくらいがちょうどよい

ポイント
介助する位置が高いと介助者の位置に合わせようと顔を上げることで首が伸展位になり、飲み込みにくい姿勢となって誤嚥の危険性が高まる。

食事の順番

　「いただきます」と声を出して食事を開始し、初めに水分をひと口飲んでもらい、口の中を潤します。こうすることで、むせや誤嚥が起こりづらくなります。その後は、患者の望む順番で食事を進めます。
　嚥下障害が重度の患者には、ゼリーなど飲み込みやすい形態の食べ物を数口食べてもらい、飲み込みの練習を行ってから食事にとりかかります。ゼリーは、スプーンなどで薄いスライス状にカットします。ゼリーは噛まないで、そのまま飲み込むように伝えます。
　全介助の患者で、自分で食べたいものを選べない場合は、介助者が"自分だったらこの順番で食べると食事がおいしい"と思う順序で介助を始め、常に患者の表情や口の開き具合を確認しながら続けます。

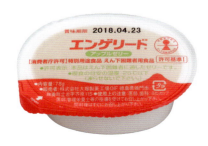

02 誤嚥が心配な人の食事のケア

✓ Check

ゼリーを薄くスライスする方法

口腔期や咽頭期の嚥下障害が重度の患者は、ゼリーをスライス状にして丸飲みして食べることで安全に摂取できる場合があります。スライスしたままの形状で咀嚼せずに飲み込むことで、ゼリーがばらけず、口腔や咽頭にゼリーが残留することなくスムーズに咽頭を通過するため、誤嚥を防ぐことができます。

切り方
スプーンを垂直に持ち、縦に割り面を2面入れ、スプーンを90度回転させて、3mm厚になるように切り、すくい上げます。

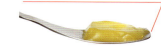

先端がやや角形のスプーンを利用する

スプーンでの介助

スプーンは患者の口の正面、やや下方から口に入れ、舌の上に食べ物を乗せます。

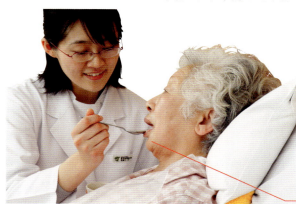

💡 ポイント
スプーンなどで口元へ食べ物を運ぶときになるべく本人の視界に入るように介助すると、タイミングよく口を開けてくれることがある。

口元へスプーンを入れる際、口元やや下方から運ぶ

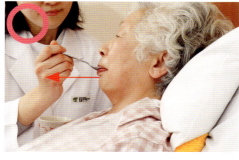

患者に口を閉じてもらい、なるべく水平方向に引き抜きます。

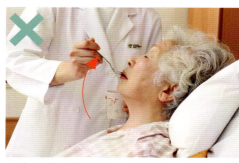

上方に引き抜くと、それにつられて患者の首が伸展し、誤嚥しやすくなるので危険です。

051

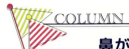

COLUMN
鼻が当たる部分をカットしたコップを使用する

　コップを使って自分で飲水できる患者でも、首が伸展し誤嚥しないように注意する必要があります。普通のコップを使用する場合、飲み物の残りが少なくなったときに首を後ろに傾けて（顔を上げて）飲む人が多いですが、このときに首が伸展し誤嚥しやすい姿勢になります。

　普通のコップの代わりに鼻が当たる部分をカットしたコップを利用すると、首を反らないで最後まで飲むことができます。鼻が当たる部分がカットされていないほう（平坦なほう）に口を付けて、首の角度が最後まで変わらないようにコップを傾けて飲みます。

カットされていない側

PROCESS 5　食事終了

　原則、患者本人が希望した時点で食事を終えます。ただし、促すことでもっと食べられそうな患者には、声を掛けたり、食べ物を見てもらったり、実際に口元に運んで食事の継続を促します。

> 💡 ポイント
> ▶ 食事時間は長くても30分程度にとどめる。
> ▶ 食事だけで必要な栄養量が摂取できない場合は、食事の内容を変える、高カロリーの食品を付加する、分食する、など必要な調整を行う。

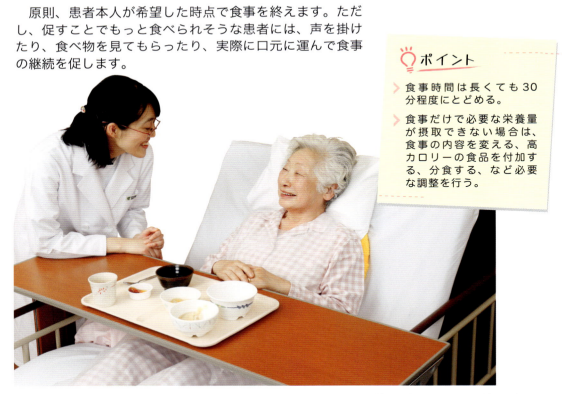

　終了時は、「ごちそうさま」と声に出して食事の終了を一緒に確認します。終了時も本人のルーティン（手を拭く／洗う、片付けをする）がある患者には、それを実施します。

誤嚥が心配な人の食事のケア 02

PROCESS 6 / 口腔内の確認

　食事終了後は、必ず口の中を見て食べ物が残っていないか確認します。
　「ごちそうさま」などと声を出したときに、ガラガラとした声質（湿性嗄声）がある場合は、しっかり咳をしてもらったり声を出してもらったりして、喉に残っている食べ物や水分を出すようにします。

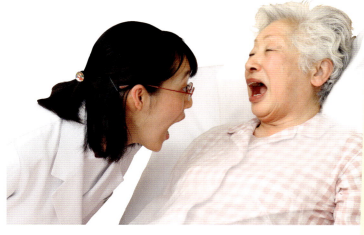

ポイント

- 食後、口腔内に食べ物が残っていると、姿勢を変えたタイミングで誤嚥してしまったり、細菌繁殖など口腔内が不潔になる原因となる。
- 口腔内に食べ物がある場合は、可能であればお茶や水を数口飲んで口の中をきれいにする。

食後のケア

口腔ケア

　口腔ケアでは、歯磨きや粘膜のケアなどを行います。患者が義歯を使用している場合は、必ず毎食後、義歯を外して洗浄します。

胃内容物の逆流予防

　胃内容物の逆流を防ぐため、食後すぐに横になることはせず、身体を起こした姿勢を30分以上保ちます。長く身体を起こした状態を保てない場合は、ベッドを30度以上ギャッチアップをするなどの工夫します。
　便秘が続くなど排便状態が不良だと、胃内容物の逆流や嘔吐の要因となることがあります。排便状況を把握し、医師・看護師と相談して、適宜排便のコントロールを行います。

喉のケア

　食事中に激しくむせ込んでしまった場合はもちろんですが、そうでない場合も、食事終了時に痰が絡んでいるような声・呼吸音になっていないかを確認します。もし痰が絡んでいるようならば、食前同様、咳／咳払いで排痰を促します。
　排痰が難しい場合は、嘔吐反射などに注意しながら、吸引を行うことも検討してください。咽頭に食物残渣などがあると、徐々に気道に垂れ込んで、誤嚥するリスクが高まります。

053

8 食形態の選び方

　口から食事を開始したあとは、患者の状況に合わせて食形態・食事量を段階的にレベルアップ（食上げ）していきます。患者の嚥下機能に合わせて、飲み込みに適した食形態を選択することで、摂食・嚥下障害がある場合でも、安全に食事を楽しむことができます。

摂食・嚥下障害に即した適正な食形態とは

　日本摂食嚥下リハビリテーション学会は「日本摂食・嚥下リハビリテーション学会嚥下調整食分類2013」（以下、学会分類2013）に掲載された「食事（嚥下調整食）」（5段階）と、「とろみ」（3段階）の区分に基づいて、食形態をつくり上げることを推奨しています（表2-4・5）。

表2-4　学会分類2013（食事）早見表（抜粋）

コード		名称		形態
0	j	嚥下訓練食品	0j	・均質で、付着性・凝集性・かたさに配慮したゼリー ・離水が少なく、スライス状にすくうことが可能なもの
	t	嚥下訓練食品	0t	・均質で、付着性・凝集性・かたさに配慮したとろみ水 （原則的には、中間のとろみあるいは濃いとろみのどちらかが適している）
1	j	嚥下調整食	1j	・均質で、付着性、凝集性、かたさ、離水に配慮したゼリー・プリン・ムース状のもの
2	1	嚥下調整食	2-1	・ピューレ・ペースト・ミキサー食など、均質でなめらかで、べたつかず、まとまりやすいもの ・スプーンですくって食べることが可能なもの
	2	嚥下調整食	2-2	・ピューレ・ペースト・ミキサー食などで、べたつかず、まとまりやすいもので不均質なものも含む ・スプーンですくって食べることが可能なもの
3		嚥下調整食	3	・形はあるが、押しつぶしが容易、食塊形成や移送が容易、咽頭でばらけず嚥下しやすいように配慮されたもの ・多量の離水がない
4		嚥下調整食	4	・かたさ・ばらけやすさ・張り付きやすさなどのないもの ・箸やスプーンで切れるやわらかさ

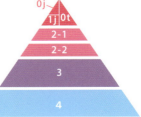

＊上記0tの「中間のとろみ・濃いとろみ」については、表2-5の「学会分類2013（とろみ）」を参照されたい。
＊本表に該当する食事において、汁物を含む水分には原則とろみを付ける。ただし、個別に水分の嚥下評価を行ってとろみ付けが不要と判断された場合には、その原則は解除できる。
＊コード（0j/0t/1j/2-2/3/4）は、日本摂食嚥下リハビリテーション学会の分類による。
　jは「ゼリー状」、tは「とろみ状」の意味。
＊学会分類2013（食事）で「ゼリー」という際には、ゼリー状の形態を指し、菓子のゼリーを指すものではない。

ただし、実際は医療機関や施設によって「食種名（食事名）」「食形態名」ともに様々で、同じような呼び名でも内容が異なることもあるのが現状です。東京都健康長寿医療センターでは、学会分類2013に基づいて、5段階の嚥下調整食を作製しています。(p56 表2-6)。各段階の料理の形態は、学会分類2013のコードの内容に合わせて、「調理方法のポイント」で示したように調整しています。

形態だけでなく量や栄養価も重要

学会分類2013（食事）では、原則的にそれぞれの段階を形態のみで示し、量や栄養成分については設定していません。食事やとろみの形態は統一化が図られているものの、1食の量や栄養価については各病院や施設で異なります。適切な食形態を維持し、栄養量を確保していくためには、退院時に病院や施設間で食事内容（食形態・禁止食品など）を共有することが大切です。

表2-5 学会分類2013（とろみ）早見表（抜粋）

性状の説明	薄いとろみ	中間のとろみ	濃いとろみ
飲んだとき	・「drink」するという表現が適切なとろみの程度 ・口に入れると口腔内に広がる液体の種類・味や温度によっては、とろみが付いていることがあまり気にならない場合もある ・飲み込む際に大きな力を要しない ・ストローで容易に吸うことができる	・明らかにとろみがあることを感じ、かつ「drink」するという表現が適切なとろみの程度 ・口腔内での動態はゆっくりですぐには広がらない ・舌の上でまとめやすい ・ストローで吸うのは抵抗がある	・明らかにとろみが付いていて、まとまりがよい ・送り込むのに力が必要 ・スプーンで「eat」するという表現が適切なとろみの程度 ・ストローで吸うことは困難
見たとき	・スプーンを傾けるとすっと流れ落ちる ・フォークの歯の間からすばやく流れ落ちる ・カップを傾け、流れ出た後には、うっすらと跡が残る程度の付着	・スプーンを傾けるととろとろと流れる ・フォークの歯の間からゆっくりと流れ落ちる ・カップを傾け、流れ出た後には、全体にコーティングしたように付着	・スプーンを傾けても、形状がある程度保たれ、流れにくい ・フォークの歯の間から流れ出ない ・カップを傾けても流れ出ない（ゆっくりと塊となって落ちる）

出典：表2-4・5とも、日本摂食・嚥下リハビリテーション学会医療検討委員会(2013)「日本摂食・嚥下リハビリテーション学会嚥下調整食分類2013」『日本摂食嚥下リハビリテーション会誌』17(3): 255-267 に掲載の早見表より抜粋、一部改変

表 2-6 「日本摂食・嚥下リハビリテーション学会嚥下調整食分類 2013」に準拠した東京都健康長寿医療センターの 5 段階嚥下調整食

学会分類	▲ 0j	▲ 1j
名　称	ゼリー食 1	ゼリー食 2
区　分	少量をすくって丸飲み可能（できれば板状に）	若干の食塊保持・送り込み可能
形　態	・均質で付着性・凝集性・かたさに配慮したゼリー ・たんぱく質含有量の少ないゼリー	・すべてがゼリー ・均質で付着性・凝集性・かたさに配慮したゼリー ・0j と比較して表面にざらつきがある
噛む力の目安	咀嚼する必要がない	
飲み込む力の目安	水やお茶が飲みづらい	
主　食		ミキサー粥ゼリー
調理方法のポイント　主菜、副菜	麦茶、ジュース、味噌汁など、液体をゼリーにする	料理をなめらかになるまでミキサーにかけ、ゼリー状に固める ★パサついたり繊維が残る魚（タラ、赤魚、カジキなど）は使用しない ★嚥下しやすいように、あんかけ、ソース、ドレッシングと食べる
調理方法のポイント　デザート		嚥下調整食品（0j、1j 相当）ゲル化剤で固めたゼリー
調理方法のポイント　汁物、お茶		ゼリー（嚥下の状況に応じてとろみ付きも可能）
イメージ		
栄養量（1 日当たり）エネルギー（kcal）	380	1,050
たんぱく質（g）	10	40
水　分（ml）	770	1,390

02 誤嚥が心配な人の食事のケア

＊東京都健康長寿医療センターでは、2-1に当たる食事は設定していません。

2-2 ミキサー食	3 ゼリー食3	4 やわらか食
食塊にまとめられるもので保持・送り込み可能	押しつぶし・送り込みの口腔操作が必要	上下の歯槽堤間で押しつぶす操作が必要
・食品をミキサーにかけ、なめらかで、べたつかず、まとまりやすいもの ・スプーンですくえる ・咽頭での残留が少なく、誤嚥しにくいように配慮したもの	・やや不均衡（粒あり）だがやわらかく、咽頭でばらけず嚥下しやすい ・誤嚥のリスク軽減に配慮がなされているもの ・多量の離水がない	・誤嚥と窒息のリスクに配慮し、素材と調理方法を選んだもの ・箸やスプーンで切れるやわらかさ ・かたさ、ばらけやすさ、張り付きやすさがないもの
咀嚼力が低下していても容易に食べられる	細かくやわらかければ食べられる	かたいものや大きいものは食べづらい
飲み込みの障害は重度でない	ものによっては飲み込みづらいことがある	
離水の少ない粥、またはミキサー粥	離水の少ない粥	軟飯、または全粥

	2-2	3	4	
魚	煮魚、蒸し魚、はんぺん、缶詰（骨なし）	食材と同量の水分を加え、粒を残してミキサーにかけ、ゼリー状に固める ★シチューなどの煮込み料理は水分は加えない ★嚥下しやすいように、あんかけ、ソース、ドレッシングと一緒に食べる	やわらかい魚はそのまま、かたい魚はつなぎを加え成形	魚
肉	煮たもの、挽き肉料理（ハンバーグ、つくねなど）		酵素で繊維をやわらかくして調理。または肉団子や市販のムースを使用	肉
その他	卵、豆腐、シチュー、カレー、グラタンなど		温泉卵、卵豆腐、豆腐、シチュー、カレー、グラタン	その他
野菜	繊維のかたい野菜は避けるあんかけ、ソース、ドレッシングと一緒に食べる		形を残しやわらかく調理する	野菜
	缶詰ピューレ	嚥下調整食品（0j、1j相当）ゲル化剤で固めたゼリー	缶詰（かたい場合は煮直す）嚥下調整食品	
	とろみ付き	ゼリー（嚥下の状況に応じてとろみ付きも可能）	必要に応じてとろみ付き	

2-2	3	4
1,200	1,150	1,300
57	50	50
1,470	1,520	1,330

食形態の評価時の注意点

　食事が無事に始まっても、その日の状態により患者の嚥下状況は変わります。それまでの食事摂取状況がよくなっていても、病態悪化や食欲不振、認知症状、治療の影響など様々な要因で食事摂取状況は常に変化します。つまり、最初に評価した食形態・食事内容を変更したり、異なる食形態・食事内容を再度検討することはめずらしくないのです。

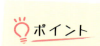

ポイント
食形態の評価時は1人で行うのではなく、一緒に評価、検討する相手がいると安心。

　誤嚥の心配な人の食事は見守りが必要ですが、ただ見ているのではなく、観察し、いま食べている食形態が適切か評価を行いながら食事を進めることが重要です。誤嚥しないよう慎重になることはとても大切ですが、食上げのタイミングを見逃し、低栄養に陥ることがないようにしましょう。

　以下に、現在の食形態が適切かを判断する基準となる患者の変化について示します（図2-3）。

図2-3　食形態変更の判断基準となる変化

観察項目

食事摂取状況の変化
- お茶、味噌汁などを避けている
- やわらかいものばかり好む、食べる
- かたいものやパサパサしたものが食べにくい
- いつまでも口の中に食べ物が残留している、飲み込もうとしない

食べ方の変化
- 食思不振
- 食事摂取量が減少
- 食事時間が30分以上かかる
- 食事中疲労を訴える
- 食事時間が極端に速い

原因不明の体重減少
- 過去6カ月に10%の体重減少
- 過去1カ月に5%の体重減少

　ここで示したような変化が見られない場合は、現在の食形態が適していると判断でき、条件がそろったタイミングで食上げを検討します（食上げをすることは勇気もいりますが、タイミングよく食上げを行うことができれば、新たな食材や料理を食べることが可能になるなど食の幅が広がるきっかけになることもあります）。

　逆に、ここで示したような変化が見られる場合は、食形態が合っていないことが想定されるため、食下げや食事の中止を検討する必要があります。

　なお、この判断基準は、病院や施設だけでなく家庭でも、安全に食事ができていることの目安となります。

食形態の変更（食上げ・食下げ）の検討

一般的に食上げ・食下げの基準は次のように考えます（図2-4）。

図 2-4　食上げ・食下げの基準

食上げ
- 最低3回連続問題なく摂取できる（たとえば、昼のみの食事なら3日間連続）
- 食事時間は30分以内

　■ すべてが該当したら、食形態または食事回数を一段階上げて様子を見る。
　■ 食上げの際には、食形態と食事回数を一緒にアップさせない。一度に2つのレベルを上げると誤嚥のリスクも高まる。

食下げ
- 食事時間が30分以上かかる
- 食事摂取量が減少
- むせ・湿性嗄声悪化
- 痰性状悪化・痰量の増加

　■ 1つでも症状が見られたら、食形態や回数を一段階戻して様子を見る。

　食形態の変更を検討する際、「食べられそうな感じ」「ただ何となく」といった感覚だけで食形態・食事内容のステップアップを行うと、誤嚥のリスクを高めてしまうことがあります。

　一方、食事摂取状況不良なのに「仕方がない」「どうしていいのかわからない」と思ってそのままにして、量が食べられないまま経過すると栄養状態が悪化してしまいます。

　介助者は、現在の食事摂取状況を観察し、変化を見極めながら次のステップへ進むべきか、抑えるべきかを判断しなければなりません。患者の過去の状態と比べたり、訪問者やヘルパーから患者の様子を聴き取ったりして、患者の状態の変化に注意を向けます。むせや体重減少、食事時間などの変調は徐々に起こるため、家庭で毎日一緒に暮らしていても気づきにくいので注意が必要です。

- 本人の「大丈夫」という言葉だけで判断しない。実際の食事の様子を見て客観的にチェックする。
- 介助が難しい時間帯や、患者の覚醒状況が不十分なときは、食事量の増量、食形態の段階を上げない。
- 食形態の段階を上げるときには、マンパワーが少ない朝・夕などは避ける。
- 昼食から少量開始し、3食以上問題なく順調ならば、食事の回数を増やす。
- 初めて食べる料理や食事回数を増やすときは、1人で摂取させない。自力摂取が可能でも、介助か見守りでペース調節し、誤嚥を防ぐ。

　次頁の図2-5は、患者の摂取状況を評価しながら、学会分類2013を参考に、レベルアップを進めた例です。

図 2-5　食上げの検討例

食事開始日	1日目〜3日目	4日目	5日目
摂取の経過	▶ 食塊形成できず、丸飲みは可能 ▶ ゼリー1個を10分かけて食べるのがやっと	▶ 3日連続して、全量摂取ができた ▶ 食事時間が短くなってきた	▶ 食事回数を増やし、昼食の食事量を増加して様子を見る ▶ 朝食と夕食もゼリー1個を全量摂取できた
食上げ例	▶ 昼のみ1食1品から	▶ 毎食に回数を増やす	▶ 昼のゼリーの量を増やす
食事例 （学会分類2013）	▶ 昼のみ ▶ ゼリー1個（0j）	▶ 毎食 ▶ ゼリー1個（0j）	▶ 朝夕：ゼリー1個（0j） ▶ 昼：ゼリー食1（0j）
摂取量 （イメージ）	昼：1品50g程度 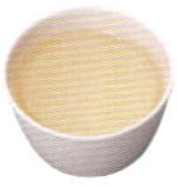	毎食：1品50g程度 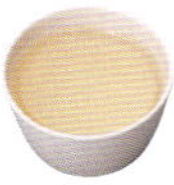	朝夕：1食1品 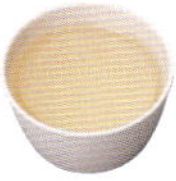 昼：1食2〜3品 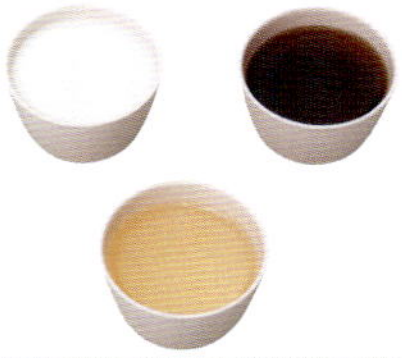

食事開始日	6日目	7日目	8日目以降
摂取の経過	▶ 昼の食事摂取量を再度確認し、摂取良好であった ▶ 朝夕も食事介助ができる	▶ 朝夕の食事摂取に問題がなかった	▶ 介助しながら食事を進める ▶ 食上げと食事回数の増量を一度に行わないように注意する
食上げ例	▶ 毎食に回数を増やす	▶ 昼の食形態を1段階上げる	
食事例 （学会分類2013）	▶ 毎食：ゼリー食1（0j）	▶ 朝夕：ゼリー食1（0j） ▶ 昼：ゼリー食2（1j）	
摂取量 （イメージ）	毎食：1食2〜3品 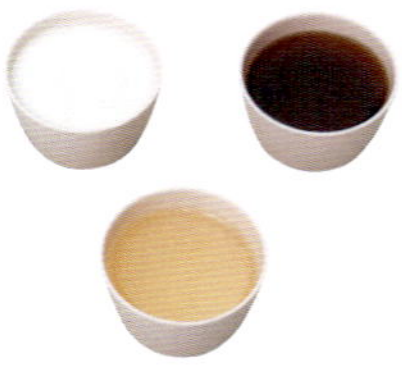	朝夕：1食2〜3品 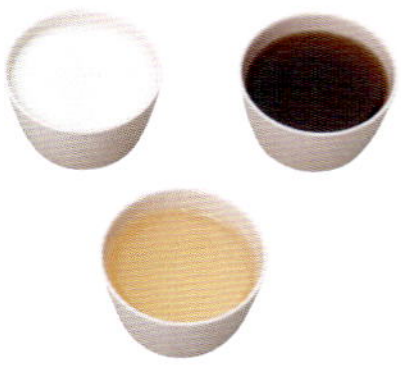 昼：1食約300kcal 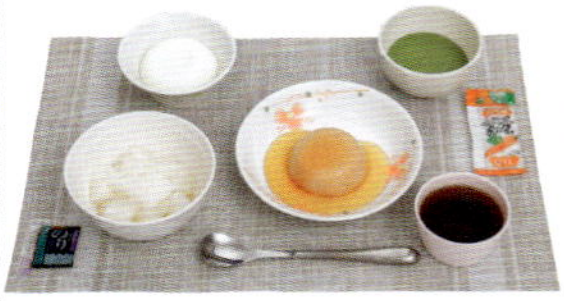	

> 💡 **ポイント**
>
> ▶ 目標摂取量を常に把握し、足りない分を代替栄養で補充する。
>
> ▶ 表中の食事だけでは1日の栄養量は不足するので、経静脈栄養または経腸栄養など、ほかの補給方法の併用を検討する。

食事中止の検討

　食下げなどの対策を講じても改善せず以下の徴候があった場合には、いったん経口による食事を中止して、様子を見ます。

- 37℃台後半の発熱を繰り返す
- 痰の症状が悪化、量が増加
- 血液検査などで炎症反応の値（CRP）が悪化
- 経皮的動脈血酸素飽和度（SpO_2）低下（90％未満、または3％以上低下）
- 全身状態の悪化
- 覚醒が悪いなど、意識レベルの悪化

在宅での経口摂取の中止の検討

　在宅では、血液検査の結果などを見て誤嚥の徴候を知ることができません。そのため、食事摂取が難しい患者では、発熱を繰り返す、痰に色がつき粘調となる、痰の量が増える、などの変化が見られないか確認する必要があります。

　このような症状が見られたときには、いったん食事を中断し、訪問看護師、ケアマネジャーなどの介護スタッフに相談するか、医療機関の受診を検討してください。

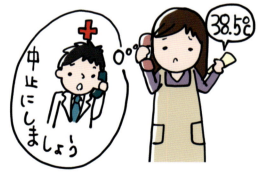

　患者本人の食べたい、家族の食べさせたい気持ちが先行すると、問題となる徴候があっても、判断は徐々に甘くなりがちです。患者の希望で、本来ならば食べることが難しい食品や料理を用意してしまうこともあるでしょう。

　しかし、「安全に食べる」という点を念頭に置いて対応しましょう。誤嚥性肺炎を起こす結果になっては、患者自身がいちばんつらい思いをすることになります。

9
とろみ剤・ゲル化剤の種類と取り扱い

水分や食べ物が飲み込みにくいと、水分や栄養の補給が不足してしまいます。そこで飲み込みやすくするために、水分にはとろみを付けるとろみ剤を、料理にはゼリー状に固めるゲル化剤を使用します。それぞれの特徴を知ることで、嚥下状態に応じて安全に活用することができます。

とろみ剤の特徴と種類

　とろみ剤（増粘剤）とは、液体（ミキサー食の粘度調整に使う場合も含む）にとろみを付け、安全に飲み込みやすい状態に変化させる食品の総称です。デンプンやグアーガム系（グアー豆の胚乳部から得られる水溶性天然多糖類）、キサンタンガム系（デンプン粉を細菌で発酵させてつくられる多糖類）を原料としています（表 2-7）。

最近の主流は、キサンタンガム系！

　水やお茶などサラサラした液体は、口の中でまとまらず保持することが難しいため、嚥下のタイミングが最も合わせにくいです。ただし、誤嚥を心配して液体を避けると、必要な水分が摂れないおそれがあるため、とろみ剤を使用して液体などにとろみを付け、飲み込みやすく調整します。

　ここで注意したいのが、とろみを付けたから安心というわけではないことです。とろみの濃度が適していないと誤嚥リスクが逆に高まります。

　また、患者がとろみの口あたりを好まずかえって水分の摂取量が少なくなる場合もあるので、とろみの付け方を習得し、水分摂取量を把握することが重要です。

表 2-7　とろみ剤の特徴

主原料	特　徴	
	よい点	悪い点
デンプン	・味があるが料理の味は妨げない	・唾液で粘度が低下する ・べたつく ・冷めるとかたくなる ・使用量が多く必要
グアーガム系	・少ない量で粘度が付く ・乳製品でも容易にとろみが付く	・においがある ・とろみが付くまで時間がかかる ・にごる
キサンタンガム系	・無味・無臭で料理の味を妨げない ・商品により、料理を選ばずとろみが付けられる ・時間が経っても粘度が変化しない	・使い方や使用量が製品によって異なるので、確認が必要

ゲル化剤の特徴と種類

液体を固める性質を持ち、ゼリーやプリンなどの形のある状態に固形化する調理に使用されるものを「ゲル化剤」といいます。使用量の調整で、食品のかたさを調整することができます（表2-8）。

代表的な材料に、デキストリン、増粘多糖類、ゼラチン（動物性）、寒天（植物性）などがあり、それぞれ性質や調理方法が異なります。

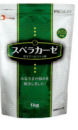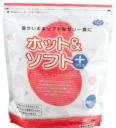

ゲル化剤は、使用方法によって、
①加熱しないタイプ
②加熱後に冷却不要のタイプ
③加熱後に冷却が必要なタイプ

の3種類に分かれます。衛生管理の必要な病院・施設では加熱タイプが、自宅など調理してすぐ食べることができる場合は混ぜるだけで加熱しないタイプが手軽に取り扱えます。

自宅でゲル化剤を使用する場合には、栄養指導を受けると安心です。患者に合った食品の紹介や使用方法について指導を受けることが可能です。

表2-8 ゲル化剤の特徴

	固形化補助食品	ゼラチン	寒天
原材料	・デキストリン ・増粘多糖類	・コラーゲン （動物の骨や皮）	・テングサ ・オゴノリ
溶解温度	・加熱タイプと非加熱タイプがある	・60℃前後 ・沸騰させない	・90～100℃ ・沸騰させて溶かす
固まる温度	・常温で固まる	・20℃以下	・30℃以下
溶ける温度	・溶けにくい	・20-30℃ ・体温で溶ける	・35～45℃
食べるときの特徴・注意点	・口の中で溶けにくく、喉ごしがよい ・様々な種類があり、作製するゼリーによって選択できる ・簡単に安定した形状に固形化することができるため、ゼラチンや寒天と比べて使いやすい	・室温で簡単に溶けるため温度管理が必須 ・口の中で溶け、喉ごしはよいが、口腔内の溜め込みがあると溶けて液体になるので注意が必要	・口の中で、溶けにくくばらけやすいのでむせやすい ・咽頭通過時に変形せず、窒息の事故につながりやすい

10 とろみ剤の使い方

液体は流れが速く散らばりやすく、誤嚥しやすい食形態の一つです。とろみを付けると液体がまとまり、飲み込みのタイミングがとりやすくなり、嚥下しやすくなります。カギは、「とろみの濃さ」です。その人に合ったとろみの濃さを判断し、とろみを上手に活用しましょう。

とろみの濃度

　液体の質・温度、とろみ剤の種類などによって、液体ととろみ剤の割合が同じでも、とろみの濃さは変わります。日本摂食嚥下リハビリテーション学会は「濃いとろみ」「中間のとろみ」「薄いとろみ」という分類を提唱しています（p55 参照）。市販されているとろみ剤の多くは、この分類に準じています。

　以下にとろみの利用とその濃さを選択するポイントを2点挙げます。

水分でのむせが気になってきたとき

　まず「薄いとろみ」を試し、それでもむせたりするようであれば「中間のとろみ」を付けましょう。

　飲水だけではとろみがいらなくても、食べ物を水分で流し込もうとしてむせる、食べ物が口腔内に残ってしまうなどの場合は、食事のときだけ水分にとろみを付けたほうが誤嚥のリスクが減ります。

中間のとろみの嚥下も難しいとき

　「中間のとろみ」をコップから直接飲んでむせたりするようであれば、スプーンですくってひと口の量を調整すれば、嚥下可能な場合もあります。

　それでも難しいときは、水分摂取にもゼリー形態（p91 参照）を検討するとよいでしょう。「濃いとろみ」は粘度が強く、口腔内や咽頭に残留しやすいため、使いにくい場合が少なくありません。必要に応じて「濃いとろみ」とゼリー形態のどちらが嚥下しやすいか、比較検討しましょう。

とろみの付け方

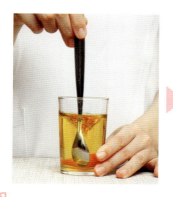

1 液体を混ぜて水流をつくります。液体が流れていると、とろみ剤を入れたときにダマになりにくくなります。

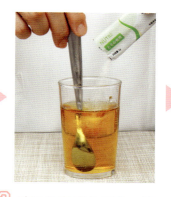

2 液体を混ぜながら、使用する分量のとろみ剤を一気に入れ、30秒間混ぜ続けます。

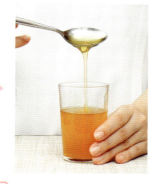

3 混ぜて溶かしたら、とろみが安定するまで待ち、最後にとろみの付き具合を確認します。

> **ポイント**
> とろみ剤は、すばやく投入しないと、先に入れた分が固まり始めて、ダマができやすくなる。

とろみ剤の使用上の注意

必要なとろみ剤の量・待ち時間を確認

必要なとろみ剤の量や、とろみが付くまでの時間は、製品や、とろみを付ける液体の種類・温度によって異なります。水やお茶は比較的短時間でとろみが付きますが、牛乳やジュース、液体タイプの栄養補助食品（濃厚流動食）などは、とろみが付くのに時間がかかります。したがって食事直前ではなく、とろみが付くのに必要な時間を前もって考慮して用意します。どの程度の時間がかかるかは、使用する製品の説明書を確認してください。

とろみ剤の追加はしない

一度とろみの付いたものにとろみ剤を足しても、とろみは濃くならず、ダマになってしまいます。ダマができてしまったときは、つくり直しましょう。

どうしても一度とろみを付けた液体のとろみの濃さを調整する場合は、以下の方法があります。

- 濃いとろみに液体を加えて薄める。
- 別にとろみを加えた液体を用意して足す。

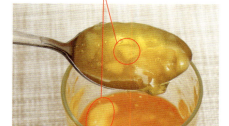

ダマができると、おいしくないのはもちろん、ダマを除いた部分はとろみが薄いままで、嚥下しやすくならない

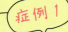

> 症例1

誤嚥性肺炎で入院し、施設退院へ向けて経口摂取と代替栄養を用いて栄養状態の支援を行った例

患者背景

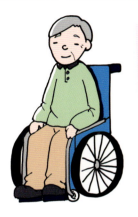

患　者：80歳代男性

診　断：誤嚥性肺炎

主　訴：発熱、痰が増え苦しそう

合併症：高血圧症、アルツハイマー型認知症、胃がん術後

生活歴

2年前から有料老人ホームに入居中。要介護3。
室内は伝い歩き可能、屋外は車椅子を使用。
食事は、やわらかめのご飯ときざんだおかずを椅子に座って自己摂取していた。

現病歴

39.0℃の発熱があり痰が増え、経皮的酸素飽和度（SpO_2）が92％と低下したため、施設の車で救急外来を受診し、総合診療科へ入院加療となった。

身体所見

身長164cm、体重48kg、BMI17.9でやせ型。
歩行は介助で数メートル可能だが、息苦しさが出現する。口腔内環境は、総義歯を装着し唾液はやや粘性（粘り気がある）。痰を自分で出すことが可能。夜間に大声を出したり歩き回ろうとすることがあり、睡眠薬が処方されている。

入院中の摂食・嚥下面の課題

- ☑ **食事の認識や安全配慮の面**
  - 速いペースで食べ続けたり、手を止めてぼーっとしていたりと食事のペースにムラがあった。
  - 粥はスプーンに大盛りで口に入れることがあり、危険なことがあった。
  - 口腔内に食べ物が多量に残っていても次のひと口を運んでしまうなど、食事摂取と飲み込みのタイミングが安定しなかった。
- ☑ **口元や喉の動きの面**
  - 口の中に何もなくても咀嚼に似た運動をすることがあり、食事を咀嚼しているのか判断が難しかった。
  - 口腔内に唾液が残っている、食物残渣が見られる、など口腔内の感覚が低下していた。
  - 粥の嚥下後にときどき湿性嗄声があった。
- ☑ **体力維持の面**
  - 夜間に声を出したり盛んに動いてしまったりと、体力を消耗してしまう場面があった。

改善に寄与した要因

- ☑ **生活リズムの安定**
  - 看護師が介助し、日中はなるべく車椅子に乗車し離床時間を確保した。結果として夜間に睡眠薬を頓用しなくても眠れるようになった。
- ☑ **食事介助の徹底**
  - 認知機能の低下により、口に詰め込む、食べるペースが速いなど誤嚥の可能性が高いことを周知し、食事は自己摂取ではなく介助摂取とした。
- ☑ **体力向上**
  - 理学療法士によるリハビリが行われ、基本的な動作能力の維持や廃用症候群の予防ができた。
- ☑ **摂食・嚥下リハビリ**
  - 言語聴覚士によるリハビリが行われ、頸部・肩・口腔器官の運動練習、呼吸、発声、咳嗽練習が行われ、摂食・嚥下機能の維持／向上が認められた。
- ☑ **食事時のポジショニングの調整**
  - 本人が食事を見やすく、むせた場合に咳をしやすいように、なるべく車椅子移乗をして食事を摂取した。
- ☑ **栄養サポートチーム (NST) 介入による経口摂取から摂取量改善までの栄養計画提案**
  - 体力や嚥下機能を維持するため、経口摂取が安定するまでの輸液内容を提案。言語聴覚士と管理栄養士が食事摂取状況を繰り返し評価し、退院先の施設に合った食形態の評価と栄養量の調整を行った。

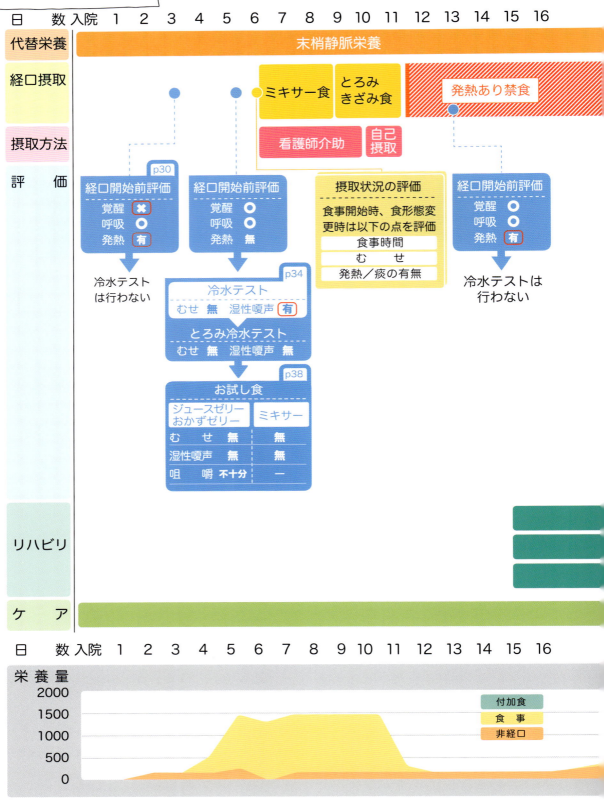

誤嚥が心配な人の食事のケア　**02**

NST介入　末梢静脈栄養から中心静脈栄養へ変更

17　18　19　20　21　22　23　24　25　26　27　28　29　30　31　32　退院

中心静脈栄養

ミキサー食（半量 昼食のみ）｜ミキサー食（半量朝・昼）｜ミキサー食（半量3食）｜ミキサー食（全量）

栄養強化プリン

看護師介助

ミキサー食：自己摂取
ゼリー：介助摂取

経口開始前評価
覚醒　○
呼吸　○
発熱　無

摂取状況の評価
食事開始時、食形態変更時は以下の点を評価
食事時間
むせ
発熱／痰の有無

管理栄養士の退院支援
退院先の介護施設でもミキサー食を提供できるか確認

冷水テスト
むせ 無　湿性嗄声 無
コップ冷水テスト
むせ 有

管理栄養士の提案
栄養強化目的にプリンを追加

お試し食
ジュースゼリー おかずゼリー ｜ ミキサー
むせ　無　｜　無
湿性嗄声　無　｜　無
食事後半は疲労

言語聴覚士の提案
口腔内移送や咀嚼運動の練習目的にゼリーを追加

言語聴覚士の提案
小スプーンを使用することでひと口量が少なくなるようにし、誤嚥のリスクを軽減した

口腔機能訓練

呼吸・排痰訓練

基本動作訓練・ADL訓練

毎日のケア

17　18　19　20　21　22　23　24　25　26　27　28　29　30　31　32　退院

摂食・嚥下とは

摂食・嚥下障害と高齢者

病棟での基本ケア

経口摂取開始までのフロー

経口摂取開始時の注意点

嚥下障害がある患者へのケア

低栄養とは

栄養を考えた食事

嚥下調整食の料理

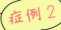

症例 2

誤嚥性肺炎で入院し、自宅退院に向けて食事形態、食事環境の支援を行った例

患者背景

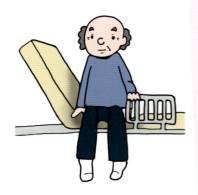

患　者：80歳代男性

診　断：誤嚥性肺炎

主　訴：発熱、痰が多い

基礎疾患：レビー小体型認知症

生活歴

自宅にて妻、長男と3人暮らし。
要介護認定4で訪問リハビリ週2回利用。自宅内は伝い歩きが数メートル可能、屋外は車椅子使用。日中はぼんやりしていることが多く、ときに暴言・暴力・幻視あり。食事は、椅子に座って常食を自己摂取しているが、むせ込みがある。

現病歴

自宅で38.4℃の発熱があり、痰も増えた。そのうち立ち上がれなくなり、家族とともに救急外来を受診。誤嚥性肺炎の診断で神経内科へ入院加療となった。

身体所見

身長175cm、体重71kg、BMI23.2で標準体形。
ベッド柵につかまれば立位可能、歩行は疲労感が強く、介助で数歩のみ可能。口腔内は唾液が少なく乾燥。歯は上下とも奥歯がないが、義歯は本人が嫌がるため装着していない。痰を自分で出すことはできず、1日3〜5回吸引が必要。

入院中の摂食・嚥下面の課題

☑ 食事の認識や安全配慮の面
- 注意が散漫で食事に集中しにくかった。
- 十分な咀嚼や食塊形成をせずに速いペースで食べ続けてしまうことがあった。
- 食事をスプーン山盛りにすくって口の中に詰め込み、まとめて飲み込めないことが多かった。

☑ 口元や喉の動きの面
- とろみを付けていない液体や、パサつく食べ物はむせ込みが見られた。
- 水気の少ない米飯やパサつく食べ物は、口から喉に送り込むのに時間がかかり、嚥下後に口の中に食べ残しが見られた。

☑ 栄養摂取の面
- 身長が高い（175cm）ため、必要栄養量が多かった。

☑ 体力維持の面
- 入院直後禁食となり栄養不足、体力低下、それに伴う嚥下機能の低下が懸念された。

改善に寄与した要因

☑ 早期の経口摂取開始
- 入院4日目から食事が開始されており、禁食による嚥下機能の低下や低栄養を防げた。

☑ 認知機能に配慮した食事環境の設定
- ひと口量が多い、食事に集中できない、など誤嚥につながりやすい行動に対して食具や食事環境を調整することで、安全な食事が継続可能となった。

☑ 体力の維持・向上
- 理学療法士によるリハビリが行われ、入院期間に低下しがちな耐久性や歩行能力の維持が可能だった。また元来の体格・栄養状態が良好で、リハビリを行える体力があった。

☑ 適切な食形態の調整
- 医療スタッフにより適切な食形態を設定し、家族へ指導を行った。家族が協力的かつ病状理解が良好であり、市販品も利用して病院と同じ食形態の食事が継続可能であった。

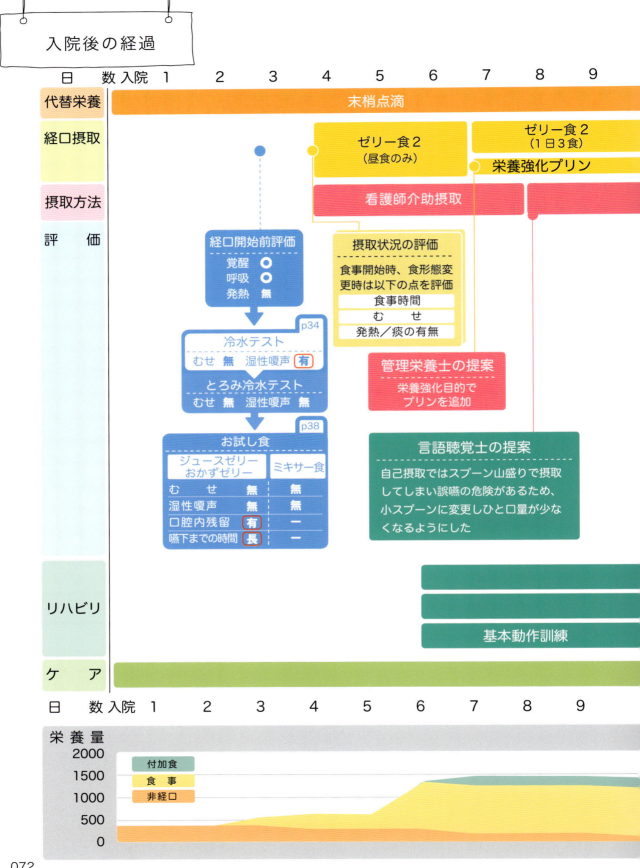

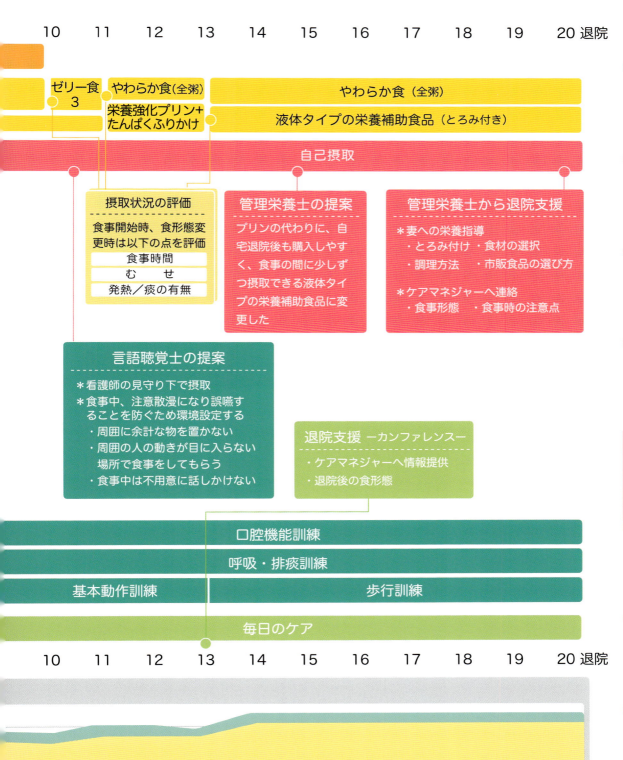

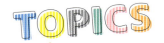

退院後の食事の注意点

入院中は、安全に食事が続けられるように多くのスタッフが関わり、相談しながら食事提供を行っています。退院後も、誤嚥を繰り返さずに食べ続けるには、なるべく入院中と同じように嚥下機能に適した食形態を選択し、入院時の摂取方法を継続することが必要です。

退院時には、担当医師、看護師や管理栄養士と退院後のケアに関わるスタッフとで、右に示す情報を確認、共有して、退院先で継続可能な対応を検討し、伝えるようにしましょう。

退院時に確認しておきたい項目

□ 入院中の食形態、飲水にとろみが必要だったか
□ 退院先に同じ食形態があるか。ない場合は代替案は何か
□ 食事内容（エネルギー量、栄養強化の食品は使用していたか）
□ 食事介助方法
□ 食事時の姿勢
　（ベッド、車椅子、椅子など）
□ 食事にかかる時間
□ 歯に問題はないか、義歯は合っているか、入院中も義歯を使用していたか

文　献

1) de Castro JM and Brewer EM（1992）"The amount eaten in meals by humans is a power function of the number of people present", *Physiology & Behavior* 51 (1): 121-125.

Chapter 3

低栄養にならないために家庭＆施設で実践できる食事

病院から自宅・施設へと退院した高齢者に対しては、「低栄養」に気をつける必要があります。家庭や施設では、患者の身体状況を把握しながら厳密に栄養管理を行うことが困難な場合があります。日常的に体重減少などに注目しながら栄養状態をチェックするとともに、低栄養を防ぐ食事の工夫を行いましょう。本章では、家庭や施設でできる低栄養対策を紹介します。

Contents

1　高齢者の「生活の質」を下げる低栄養
2　高齢者が低栄養になる背景
3　栄養状態のチェック方法
4　1日に必要なエネルギーと栄養素
5　栄養補助食品の活用
6　水分摂取量への配慮
7　1日の食事の組み合わせ例
8　嚥下調整食のつくり方
9　家庭・施設で活用する調理器具
10　嚥下調整食のレシピ

1
高齢者の「生活の質」を下げる低栄養

高齢者は、生理的な食欲低下や嚥下の問題など、様々な原因で低栄養状態になりやすい存在です。低栄養を放置すると、要介護状態を招き、生活の質（QOL : Quality of Life）を低下させるため、早期の対応が必要です。

低栄養状態の改善が、フレイル予防のカギ

　超高齢社会に突入した日本では、高齢となっても介護の必要がなく「生活の質」を維持することが、高齢者本人・家族の双方において重要です。

　高齢者（特に75歳以上の後期高齢者）が要介護状態になるきっかけとして、近年、特に注目されているのが「フレイル」です。フレイルとは、心身の活力や筋力・筋肉量が低下した状態や閉じこもり、社会的孤立、貧困などに陥った状態で、健常な状態と要介護状態（日常生活にサポートが必要）との間の状態を指します（図 3-1）。

　フレイル状態では、健常のときに比べて、転倒する可能性や入院のリスクが高まり、要介護に陥りやすくなります。複数の疾患に罹患する傾向があり、何かイベントが起きると生命予後も悪くなります。フレイルを放置すると、悪循環を繰り返しながら、状態は悪化していきます（図 3-2）。

　一方、適切な介入・支援によって生活機能の維持・向上が可能なのもフレイルです。ゆえにフレイルを早期に発見し、対策をとることが重要となります。フレイルは、身体的・社会的・精神的要因によって引き起こされます。その予防・対応は多岐にわたりますが、なかでも重要な対策の一つが、低栄養状態の改善です。

図 3-1　フレイルの考え方

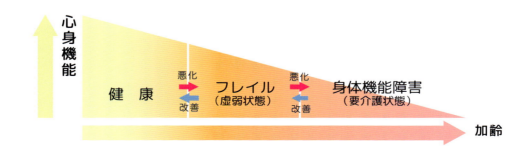

図 3-2　フレイルの悪循環

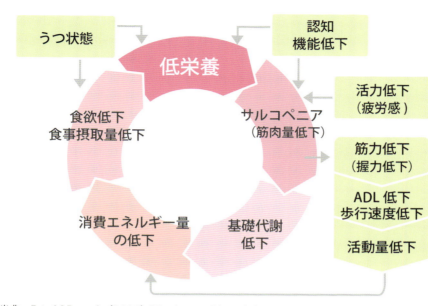

出典　Fried LP et al.（2001）"Frailty in older adults: evidence for a phenotype," *J Gerontol Biol Sci Med Sci* 56（3）: M146-156. を改変

低栄養を引き起こす摂食・嚥下障害の徴候を見つける

　低栄養とは、食欲の低下や食べにくいなどの理由から、徐々に食事量が減り、身体を動かすためのエネルギー源や筋肉、内臓などをつくるたんぱく質が不足した状態をいいます。

　低栄養状態が続くと、体内の筋肉量が減少し、全身の筋力が低下します（サルコペニア）。筋力が低下すると、日常生活動作（ADL: Activities of Daily Living）機能が低下し、不活発な生活スタイルとなって食欲が低下することで、さらなる低栄養状態へとつながる悪循環のおそれがあります。

　また「食べる」という行為に注目した場合も、低栄養状態による全身の筋力低下は、嚥下機能と関連の深い喉頭挙上をする筋肉（嚥下のメカニズムは p12-13 参照）や、食事のときに姿勢を保持する筋肉の能力低下を引き起こします。その結果、息こらえ時間（意識的に息を止められる時間）が短くなって誤嚥しやすくなったり、排痰能力が低下して誤嚥したものを吐き出せないという摂食・嚥下障害が生じるリスクが高まります。

　フレイルの悪循環を断ち切り、摂食・嚥下障害を生じさせないためには、低栄養状態の要因（背景）を見つけ、適切にケアを行うことが重要です。低栄養状態は、自覚症状がないことも多く、本人や周囲の家族でも気づかないことがあります。高齢者ケアに携わる人は、摂取量の減少や摂食に要する時間の延長などといった、低栄養を招く徴候に気をつけながら栄養のケアを進めます。

2
高齢者が低栄養になる背景

高齢者が低栄養になる理由は様々です。
身近でケアをするスタッフや家族は、食べない要因を探り、高齢者が食べやすい、食べたいと思うような食事環境を整えることが望まれます。

摂食・嚥下障害を見落とさない

高齢者が低栄養になるような食生活を送る理由は様々です。要因は1つとは限らず、複数の要因が重なって低栄養は引き起こされることもしばしばです。

低栄養になる主な要因

1 | 加齢要因
嗅覚・味覚障害、日常生活動作障害、義歯などの口腔問題など

2 | 疾病要因
悪性腫瘍、内部疾患（心疾患・肺疾患など）、感染症、薬物副作用、摂食・嚥下障害、消化管問題など

3 | 精神的・心理的要因
認知機能障害、うつ、誤嚥・窒息の恐怖など

4 | 社会的要因
独居、介護力不足、貧困など

ここでは特に、摂食・嚥下障害について解説します。

摂食・嚥下障害とは、簡単に言えば、「何らかの理由で食べ物をうまく口に含んだり噛んだり飲み込んだりできない状態にある」ことを指します。一般的に摂食・嚥下に何らかの問題を抱えると、肉や野菜などのかたい食べ物や繊維の多い食材を控え、粥やペーストなどのやわらかく食べやすい食事が中心になります。その結果、料理のバリエーションが減り、同じようなものばかり摂取し、「食べたい」という意欲も低下し、必要なエネルギー量やたんぱく質が不足しがちになります。

一定期間食べられない状態が続くと、必要な栄養量を摂取できなくなり、より一層、肺炎などの消耗性疾患に繰り返し罹患しやすくなります。炎症を繰り返すことでさらに食べられなくなり、よりいっそう低栄養状態が進むという悪循環となります。

低栄養状態にならないためにも、次のような様子が見られた場合、摂食・嚥下に問題がないかを疑い、対処する必要があります（図 3-3）。

低栄養にならないために家庭＆施設で実践できる食事　03

図3-3　摂食・嚥下障害が疑われる状態

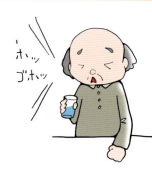

お茶や水でむせる

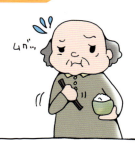

食べ物をしっかり噛まずに飲み込むことが多い

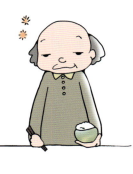

食事のときに食べ物をなかなか飲み込もうとしない

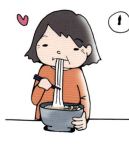

かたいものや繊維の多いものは食べず、やわらかいものだけを食べる。または、やわらかいものが好物である

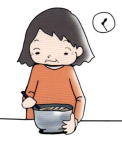

食べるのに時間がかかる（食事の時間が30分以上かかる）

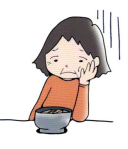

食事中に疲れる

対処法

1	口腔内を清潔にする	食後の歯磨き、うがいや歯科受診で虫歯や歯周病を治療する	➡ p26
2	口から食べることが可能か評価する		➡ p30
3	食べるときの姿勢に注意する		➡ p42
4	嚥下しやすい形態や食品、調理方法を選ぶ		➡ p54
5	1回の食事量をコンパクトにする	少ない量でしっかりカロリーや栄養が取れるものを選ぶ、など	

3

栄養状態のチェック方法

高齢者の低栄養の特徴は、まず、たんぱく質および総エネルギー量の不足が挙げられます。体重減少、食事摂取量の減少、消化器症状の有無、急性期疾患の影響、などを定期的にチェックし、低栄養のリスクを評価しましょう。

栄養状態の評価法

　低栄養状態に陥らないためには、いまの栄養状態を適切に把握し、評価することが大切です。高齢者の場合は、様々な要因を考慮して包括的に栄養状態を評価する必要があります。

　専門医療機関では、臨床的指標（基礎疾患、既往歴、自覚症状、血液データなど）と、栄養状態の評価ツールを組み合わせて栄養状態を評価します。一般的に使用される栄養状態の評価ツールには、主観的包括的アセスメント（SGA：Subjective Global Assessment）、簡易栄養状態評価表（MNA-SF: Mini Nutritional Assessment-Short Form）、イギリスで開発された栄養スクリーニングツール MUST（Malnutrition Universal Screening Tool）などがあります。

　しかし、高齢者（特にコミュニケーションがとりにくい認知症患者）の場合には、これらの指標を用いて評価することは困難です。そこで、高齢者専門の急性期病院である東京都健康長寿医療センターでは、以下の項目についてリスク評価を行い、臨床的指標と組み合わせて栄養評価を行っています（表3-1）。

表3-1　栄養状態の評価のためのリスク評価項目

項　目	数値・状態	点数
① BMI スコア	18.5 以下	1 点
②体重減少	3 ～ 6 カ月間で 5% 以上の体重減少	1 点
③食事摂取量	3 ～ 6 カ月間で 80% 以下に減少	1 点
④消化器症状の確認	悪心、嘔吐、下痢、食思不振など	1 点
⑤急性期疾患の影響	5 日間以上の栄養摂取を障害するおそれのある急性疾患	1 点

2 点以上：高度低栄養リスクあり／1 点：中等度低栄養リスクあり／0 点：栄養状態良好

日常的な変化をチェックする

栄養評価は適切なタイミングで行うことが重要です。低栄養は自覚症状がなかったり、徐々に進行するため、周囲が気づかないこともあります。病院での採血検査などを受けてもその結果に反映されるまで時間がかかり、低栄養改善のタイミングが遅れてしまう場合もあります。

こうしたことを避けるためには、日ごろから体重や食事摂取量などに変化がないか注意を向けることが大切です。特に体重の変化はわかりやすい指標です。定期的に体重を量る習慣をつけましょう。

また、以下に挙げるような変化が見られる場合も、低栄養の可能性があります。

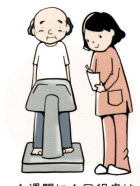

1週間に1回程度は量りましょう

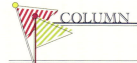

低栄養時に見られる日常の変化：やせてきた／食欲がない／6カ月くらい前から食事量が減ってきた

COLUMN　見た目で判断しない

腹囲があり、見た目に太っているようでも、栄養状態がよくない場合もあります。

後期高齢者では「やせ」が顕著だということは、国民健康栄養調査でも明らかです。加齢とともにBMI25以上の「肥満」が減少し、BMI18.5以下の「やせ」が増加しています。特に後期高齢者でこの傾向が顕著となり、体重・体水分量・除脂肪量・骨塩量は減少します。一方で、腹囲のみは増加しているため（図3-4）、「やせ」に気がつきにくいという実態もあります。

腹囲の大きさにとらわれることなく、定期的な体重測定を心掛けることが大切です。

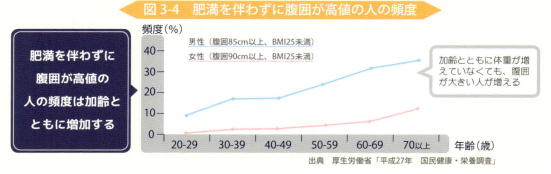

図3-4　肥満を伴わずに腹囲が高値の人の頻度

出典　厚生労働省「平成27年　国民健康・栄養調査」

4 1日に必要なエネルギーと栄養素

高齢者の低栄養を防ぐためには、偏った食事にならないことが重要です。毎食「主食・主菜・副菜」を摂ることを心掛け、必要な栄養素をバランスよく摂取します。

必要なエネルギー量を確保する

　身体を維持し、活動するためには、食べ物からエネルギーを摂取する必要があります。必要となるエネルギー量は、年齢によって異なります。一般に、70歳以上の高齢者の1日における推定エネルギー必要量の目安は、下記の数値といわれています（図3-5）。

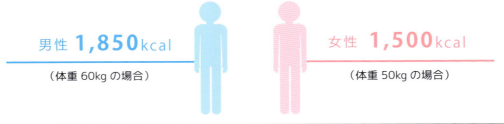

図3-5　70歳以上の高齢者に推奨される1日における推定エネルギー必要量

男性 **1,850** kcal （体重60kgの場合）　　女性 **1,500** kcal （体重50kgの場合）

『日本人の食事摂取基準2015年版』の 身体活動レベルⅠ〔（低い）：生活の大部分が座位で、静的な活動が中心の場合〕を想定

必要な栄養素をバランスよく確保する

　食事摂取量を確認する際、食事全体のエネルギー量ばかりではなく、栄養素のバランスを確認することも大切です。いくら必要なエネルギー量が確保されていても、栄養のバランスが偏ってしまっては、身体の機能を正常に維持することはできません。
　身体の機能を維持していくためには、三大栄養素、すなわち、たんぱく質（Protein）・脂質（Fat）・炭水化物（糖質＋食物繊維；Carbohydrate）をバランスよく摂取する必要があります。三大要素のバランスを、これらの頭文字を取って「PFCバランス」といいます。

食事全体の栄養素のバランスは、それぞれの栄養素由来のエネルギー量が、食事全体のエネルギー量の何％にあたるかを計算し、その割合を比較して判断します。

『日本人の食事摂取基準2015年版』では目標値を図3-6のように設定しています。

図3-6　PFCバランス

- たんぱく質 13〜20%
- 脂質 20〜30%
- 炭水化物 50〜65%

たとえば、同じ600kcalの食事量でも
①五目ちらし　P：F：C＝15：7：78
②五目ラーメン　P：F：C＝16：35：49
となり、PFCバランスが異なります。

高齢になると、食べやすい、好みの料理のみを選択しがちです。認知機能が低下すると、その傾向がより強く表れることがあります。

食事内容が偏ると、栄養のバランスが崩れ、必要な栄養素が足りず、低栄養に陥るリスクが高まります。残念ながら、これさえ食べれば必要な栄養素すべてが摂れるという料理も食品もありません。バランスよく栄養を摂るためには、できるだけいろいろな料理、食品を組み合わせて食べることが重要です。「主食・主菜・副菜」の3種類の料理を毎食摂るように心掛けると、必要な種類の栄養がそろいやすくなります。

> **ポイント**
> 国民の栄養摂取状況を歴史的に見ると、第二次世界大戦後の1946年（昭和21年）は、摂取エネルギー1,903kcal、PFC＝12.4：7：80.6だった。一方、2016年（平成28年）の国民健康・栄養調査によると、摂取エネルギー1,864kcal、PFC＝14.8：27.4：57.8で、いずれの栄養素も目標値の範囲内にあり、70年前と比べて、「主食・主菜・副菜」をそろえる現在の日本の食事スタイルは理想的であることがわかる。

バランスのよい食事の例

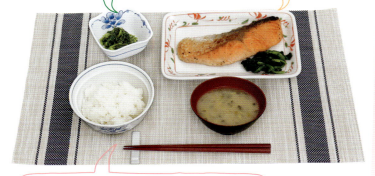

副菜
・身体の調子を整える
・食後の血糖上昇を緩やかにする

主菜
・身体のもとをつくる

主食　・身体を動かすエネルギー源となる

> **ポイント**
> 3種類の料理をそろえるだけでなく、1日に3回の食事を摂ることも重要。食事の回数が減れば、それだけ食事摂取量が少なくなり、栄養が不足しやすくなる。食欲がないときでも、食事の時間になったら、食卓に向かうように促す。ただし無理はさせず、少しでも食べられればよしとする。

主食・主菜・副菜とは

 主食

　主食は、身体を動かすのに必要なエネルギーを摂るための料理です。

　高齢者では、「主食」にあたる料理が多くなりがちです。食べやすく、食べ慣れており、用意が簡単で、しかも安価だからでしょう。介助者は、主菜・副菜に意識が向くよう献立の組み合わせを意識したり、介助をすることが大切です。

　最近では体重や血糖コントロールを意識して、「主食」を減らす人がいます。しかし、減らしすぎるとエネルギー不足につながる場合もありますので、必要量は食べるように注意します。

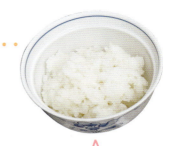

主食になる食材例
ご飯、パン、麺類、いも類 など

 主菜

　主菜は、身体のもとをつくるのに必要な料理です。主にたんぱく質の供給源となります。たんぱく質は、主食や副菜にも含まれていますが、主に主菜となる食材に多く、さらに吸収のよいかたちで含まれています。

　特に高齢者は、たんぱく質を適量摂ることが重要です。たんぱく質が不足すると体内の大切な骨格筋が減り、転びやすくなるなど、サルコペニアやフレイルの状態に陥りやすくなります。

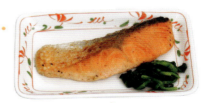

主菜になる食材例
肉・魚・卵・大豆製品・乳製品 など

 副菜

　副菜は、体調を整えたり、食後の血糖上昇を緩やかにする働きのある料理です。ビタミン・ミネラルが多く含まれる食材でつくります。「主食」「主菜」から栄養素を摂っていても、ビタミン・ミネラルが不足していると、それらを体内で十分に利用することができません。

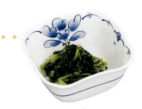

副菜になる食材例
野菜・きのこ・海藻類 など

主食・主菜・副菜がそろわないときの工夫

主食・主菜・副菜の3種類を意識してそろえることは大切ですが、必ずしも3種類そろえなければならないわけではありません。たとえば、以下のような料理ならば、1つの料理で、主食・主菜・副菜となる食材を効率よく摂取できます。

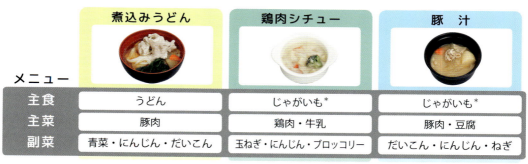

メニュー	煮込みうどん	鶏肉シチュー	豚汁
主食	うどん	じゃがいも*	じゃがいも*
主菜	豚肉	鶏肉・牛乳	豚肉・豆腐
副菜	青菜・にんじん・だいこん	玉ねぎ・にんじん・ブロッコリー	だいこん・にんじん・ねぎ

＊この料理だけで必要な主食量を摂ることは難しいので、パンやご飯などの主食を併せて食べましょう。

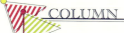

COLUMN

たんぱく質を無理なく追加する工夫

70歳以上の高齢者が1日に摂取する必要があるとされるたんぱく質量は、60〜70g程度が目安といわれています。しかし、これだけの量を摂ることは、簡単ではありません（表3-2）。以下のように用意した食品にひと手間を加えると、たんぱく質を補うことができます。

青菜のお浸しに蒸し鶏（30g）を加える（たんぱく質+7g）

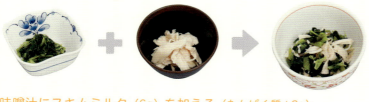

味噌汁にスキムミルク（6g）を加える（たんぱく質+2g）

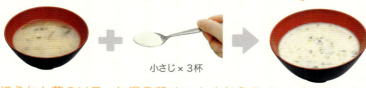

小さじ×3杯

ほうれん草のソテーに温泉卵（50g）を加える（たんぱく質+5g）

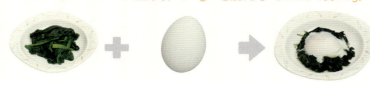

表3-2 食品に含まれるたんぱく質量の目安

5g
- 卵（1個）
- 豆腐（1/3丁）
- ハム（2枚）
- ウインナー（2本）
- チーズ（1枚）
- ツナ缶詰（小1/2缶、30g）
- 牛乳（150ml）
- ヨーグルト（150g）
- スキムミルク（大さじ2・1/2、150g）

10g
- 魚60g程度（小、1切れ）
- 刺し身（4切れ）
- 豆腐（2/3丁）
- 納豆（1パック）
- 鶏肉カット（2個）
- 鶏ささみ（1本）
- 豚肉薄切り（2枚）
- 牛肉薄切り（1枚半）

085

5 栄養補助食品の活用

食事だけでは必要な栄養量を確保できないときがあります。そのような場合は、栄養補助食品を組み合わせることを検討しましょう。栄養補助食品を上手に取り入れることで、少ない食事量でも栄養量を補うことができます。

栄養補助食品とは

　栄養補助食品は、通常の食品だけでは充足しにくいエネルギーや栄養素を少量で補えるように調整された食品です。
　身体を維持するためには、必要エネルギー量を満たす食事で、かつ三大栄養素をバランスよく摂取することが重要であると述べました。しかし、摂食・嚥下機能に問題を抱えて、食べられる量が少ない、食欲がない、食事に時間がかかる、などという人もいます。そのような場合、普段の食事に栄養補助食品を組み合わせることを検討します。食事の時間以外でも、補食としてあるいは水分補給用として、栄養補助食品を活用できます。
　最近の栄養補助食品は、味や形態が様々で、不足しやすい微量栄養素を強化した商品など、種類も豊富です。たくさんの栄養補助食品のなかから患者に合ったものを選択するのは、なかなか難しいものです。退院が決まったら、患者・家族は、個々の嚥下機能に合った食品の銘柄や、退院後も続けられる利用・購入方法などを管理栄養士と相談しておくとよいでしょう。

栄養補助食品の分類と特徴

　栄養補助食品は、大きく①医薬品扱い、②食品扱い、の2つに分けられます。

医薬品扱いの栄養補助食品

　薬剤として医師が処方。保険適応となるため、金銭的負担は少なくてすみます。

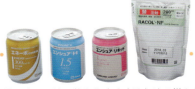
▶ 商品によっては、飲みやすくするための様々なフレーバーがある

086

食品扱いの栄養補助食品

　形状や味の種類が多く、用途に合わせて選択が可能。実費扱いのため負担が大きい。ただし、料理に混ぜて栄養強化するタイプのものを上手に利用することで、使用量を抑えることができ、金銭的な負担を減らすことができます。

液体タイプ

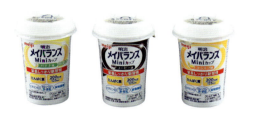

- 手に入りやすい（ドラッグストアや大型スーパーでも取り扱う店舗がある）
- 飲みやすく味の種類が豊富
- 糖尿病や腎臓病など疾病や症状に合わせて調整された栄養剤もある

ゼリータイプ

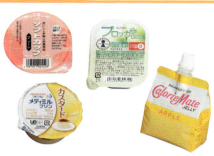

- 患者の嚥下レベルに合わせた商品選択が可能
- 味の種類が豊富
- スプーンですくうタイプと、吸うタイプがある

ムースタイプ

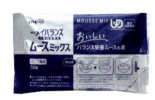

- ムースの素に水や湯を加えて溶かして使用
- 加熱の必要がない

料理や飲料に混ぜるタイプ

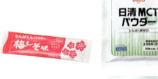
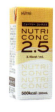
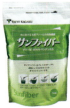
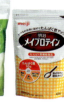

- 液体と粉末がある
- 料理や飲料に少量を加え、エネルギーやたんぱく質を強化することができるもの、不足しがちな食物繊維を補充できるもの、などがある

Check

最近ではスーパーでも一般的な食品にたんぱく質を強化した食品（ポタージュやヨーグルトなど）が販売されています。

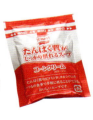

ポイント

たんぱく質の含有量が多い食品は、高温だとダマになるものもあるので、粗熱をとってから加える。

栄養補助食品の摂取方法の工夫

　市販の栄養補助食品は、甘味が強い、濃厚である、脂っぽさを感じるなどにより、そのままの状態では食べづらいと感じる人もいるかもしれません。そのような場合は、食べ慣れた料理に混ぜるなどの工夫をします。

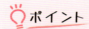
ポイント
栄養補助食品のなかにはエネルギーやたんぱく質を含む添加タイプの栄養補助食品もある。食べる人の好みに合う栄養補助食品を探してみよう。

摂り方の工夫

- 濃厚流動食には、甘いものが多いので、甘いものが苦手な人には、スープ味の濃厚流動食をスープや味噌汁に加える、氷を入れて冷やす、牛乳で割る、などの工夫をすると飲みやすくなります。

- 市販のバニラアイスと好きな味の濃厚流動食を混ぜて凍らせてアイス風にすると食べやすくなります。ミキサーがあれば、濃厚流動食と果物缶詰をミキサーにかけ、凍らせてスムージーとして摂取することもできます。

- ブラックコーヒーに濃厚流動食を加えるとコーヒー牛乳風にすることができます。

- 粉末状のMCT（中鎖脂肪酸：Medium Chain Triglyceride、次頁参照）類は、溶かしたときに白く濁るため、ポタージュスープやカレーなど、色が気にならない料理に加えるのがおすすめです。ただし、液体に大量のパウダーを入れるとダマができやすいので注意が必要です。

- オイル状のMCT類は、ドレッシングや和え物、汁物にかけたり混ぜたりするだけで簡単に使用できます。ただし、普通の油に比べて低温で煙が出て、泡立つので、揚げ物や炒め物では使用しないでください。

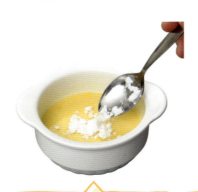
ポタージュスープに粉末状のMCT類を加えて栄養量強化

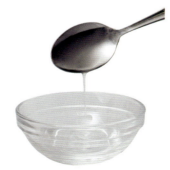
オイル状のMCT類を炊き上がったご飯に混ぜてカロリーアップするなど、使用方法は多様

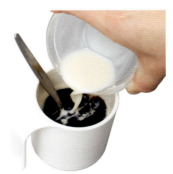
ブラックコーヒーに濃厚流動食を加えると濃厚流動食の甘みが抑えられ、飲みやすくなる

03 低栄養にならないために家庭&施設で実践できる食事

Check

MCT (Medium Chain Triglyceride)

中鎖脂肪酸。一般的な植物油に比べて消化吸収がよく、エネルギーになりやすい。

使用量の目安は1日30g以内。それを超えるとおなかが緩くなる場合があります。

COLUMN 患者に合った食品区分の選択

退院後も噛みにくい、食事中・食後にむせる、飲み込みにくいなど、嚥下に不安が残る人には、市販品で飲み込みやすい食品（嚥下食）の購入を検討します。その際に目安とするのが、入院中に食べていた食事の"かたさ"や"粘度"です。

病院では、個々の嚥下状態に合わせて、安心して食べられる形態を提案しています。その際に基準となるのが日本摂食嚥下リハビリテーション学会の分類（学会分類2013、p54参照）です。市販の嚥下調整食には、「ユニバーサルデザインフード（UDF）」や「スマイルケア食」などの区分が表記されているものがあります。各区分と学会分類との関係は、表3-3のとおりです。

表3-3 学会分類との比較

学会分類2013	UDF	スマイルケア食
0 j	―	スマイルケア食 0 そのまま飲み込める性状のもの
0 t	―	
1 j		スマイルケア食 1 口の中で少しつぶして飲み込める性状のもの
2－1	噛まなくてよい	スマイルケア食 2 少し咀嚼して飲み込める性状のもの
2－2		スマイルケア食 2 噛まなくてよい食品
3	舌でつぶせる	スマイルケア食 3 舌でつぶせる食品
4	歯ぐきでつぶせる	スマイルケア食 4 歯ぐきでつぶせる食品
	容易に噛める（一部）	―

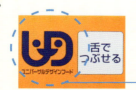

退院時に、病院で食べていた食事が学会分類のどの区分に当てはまるか、管理栄養士などに聞いておきましょう。

089

6
水分摂取量への配慮

高齢者は若い人と比べて脱水症状になりやすい体質にあります。
脱水は、熱中症や脳梗塞、心筋梗塞など命に関わる疾患を引き起こすことがあります。摂食・嚥下に問題があると、さらに脱水が進むおそれがあります。

高齢者は脱水症状を起こしやすい

　高齢者のQOL向上を摂食の面から考えるとき、栄養と並んで重要なのが、水分の摂取量です。高齢者は口渇を感じにくいなど、容易に脱水を起こします（下記の原因を参照）。特に尿や汗の量が減ると、健康状態に悪影響を与えます。脱水状態が続けば、熱中症、脳梗塞、心筋梗塞の発症にもつながりかねません。

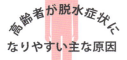

高齢者が脱水症状になりやすい主な原因

1｜筋肉量の減少
体液を最も多く含む筋肉が減ってきている。

2｜感覚機能の低下
喉の渇きを自覚する機能が低下してくる。

3｜食事量の減少
食べ物からの水分・電解質摂取量が不足している。

4｜腎機能の低下
水分や電解質の再吸収や老廃物の排出機能が低下してくる。

5｜利尿剤の服用
高血圧や腎臓病、心不全などで、利尿剤を服用している。

　脱水を防ぐためには、水分をこまめに摂ること、日常の様子から脱水症のサインを見逃さないことが重要です。
　しかし、要介護状態にある高齢者が十分な水分を摂ることは、決して簡単ではありません。身体が受けつけなかったり、トイレの不安を抱えていたり、飲まない理由は様々です。身近でケアをするスタッフや家族が、高齢者が水分を摂ることができない原因を見つけて、水分を摂りたい、あるいは水分を飲みやすい環境を整える必要があります。また、脱水にはナトリウムなどの塩分不足も伴いますので、水分摂取とともに適量の塩分を摂ることも必要です。

必要な水分量の目安を知る

ケアスタッフや家族などの介助者から「少ししか飲んでくれない」「なかなか飲みたがらない」などと、よく耳にします。では、どのくらい水分を摂ればよいのでしょうか。一般に1日に必要な水分量の目安は、以下のように算出します。

1日に必要な水分量の目安＝現体重（kg）×30ml

仮に体重60kgの人ならば、60kg × 30ml ＝ 1,800mlとなり、かなりの量の水分が必要になります。食事をしっかり摂れている人は、食事に含まれる水分を除くと、液体の水分量は800〜1,000ml程度を目標にすることが多いようです（主治医に要相談）水分を飲む回数を増やしながら、1日を通じて必要量を摂ることができるようにしましょう。本人から「喉が渇いた」などの訴えが乏しいときは、ケアスタッフや家族など周りの介助者がこまめに声を掛けるなどして、水分摂取をサポートしていきます。

要介護状態にある人がひとたび脱水症状になると、嚥下機能が落ちやすく、ますます自力で水分を摂ることが難しくなります。「いつもより飲めていない……」というときは、早めに対応する必要があります。特にリハビリや入浴など、汗をかきやすい活動の前後は、水分補給が必須です。

ただし、身体の状態によっては、どうしても必要量の水分が摂れないことがあります。また、嚥下機能が低下すると、さらさらとした液体が飲みにくいことがあります。水分補給が困難な場合は、とろみ剤などを使ってお茶や汁物などの粘性を高める工夫をして、安全に摂取できるようにし「脱水」を防ぐようにしましょう。

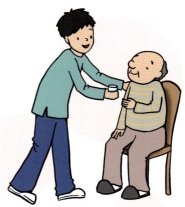

こまめに声掛けして飲みやすい環境を整えましょう

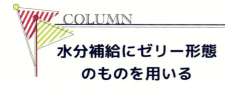

COLUMN
水分補給にゼリー形態のものを用いる

水分補給にはゼリー形態のものを用いることもできます。ゼリー形態のものを用意するのには、以下のような方法があります。

①水やお茶に、固形化補助食品を混ぜる。混ぜるだけで、加熱しなくても水やお茶がゼリー状になる製品があります。

②市販の水分補給用ゼリーを利用する。製品ごとの嚥下の難易度に留意が必要ですが、味にバリエーションがあります。

7

1日の食事の組み合わせ例

摂食・嚥下に問題のある人の食事を考えるとき、「食べることのできる量」でいかに必要な栄養素やエネルギーを確保するかが課題になります。栄養補助食品を上手に活用しましょう。1日をイメージして栄養バランスや必要エネルギー量を考えると、食べる人だけでなく、つくる人の負担も軽減できます。

食事の組み合わせを考えるときのポイント

摂食・嚥下に問題を抱えた人は、噛む力や飲み込む力が弱い、食欲がない、食事に時間がかかるなど、様々な問題を抱え、十分な量の食事を摂れない場合が多く、摂取できる栄養素やエネルギー量が不足しがちです。したがって、食事メニューを考えるときは、健康な人以上に、三大栄養素のバランスと、必要エネルギー量の確保に気を配る必要があります。

ただし、1回の食事で必要な栄養素やエネルギー量を確保しようとすると、食事量が増えてしまいます。また、つくる人も、朝食の準備に時間がかけられないなど食事づくりに手間がかけられないときや、休みたいときもあると思います。何が何でも1回の食事で栄養バランスや必要エネルギー量を整えようと頑張ると、つくる人の負担が大きくなってしまいます。食べる人もつくる人も長く無理なく食事を続けられるために、食事の献立は1日をイメージして、それでも難しい場合は、2〜3日から1週間の期間をイメージして、栄養素やエネルギー量を確保することを考えるようにしましょう。栄養補助食品を活用すれば、食事量を増やさずに必要な栄養素やエネルギー量を補えますし、つくる人の負担軽減にもつながります。

本項では、まず健康な高齢者（70歳以上の女性）を対象に、必要な栄養量を摂取するための1日の献立例を掲載しました。栄養素や必要なエネルギーを確保するために1日にどのくらいの量を食べる必要があるかをつかんでください。

栄養補助食品を献立に組み込む際のポイント

- 主菜・副菜を食べられないときは、不足する栄養素を含む栄養補助食品を加えるか、差し替える。
- 牛乳は、濃厚流動食に差し替えるか、濃厚流動食や濃縮タイプの栄養剤（コンク）で割る。
- デザートには、ゼリータイプの栄養補助食品や、水分補給を兼ねて濃厚流動食を取り入れる。
- たくさんの栄養補助食品を使用すると、金銭的にも負担が増えるため、本項で紹介した例を参考に、できる方法を試してみる。

そのあとで、嚥下機能に問題はないが十分な量が食べられない人向けの献立（1例）と、嚥下に問題がある人向けにミキサー食とゼリー食の献立例（各1例）を掲載しました。3例とも栄養補助食品を組み合わせて3食の献立を考えています。

健康な高齢者を対象にした1日の食事例（1,530kcal）

70歳以上の女性高齢者で、嚥下に問題のない人の一般的な生活に必要な栄養素・エネルギー量に合わせた食事例です（『日本人の食事摂取基準2015年版』身体活動レベルⅠ〔低い〕をもとに作成）。

凡例： 主食　主菜　副菜　栄養補助食品　その他

朝食（460kcal）

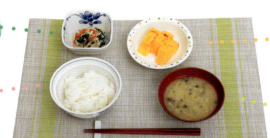

- 白和え（豆腐・青菜・人参）
- 卵焼き
- ご飯 100g
- 味噌汁

昼食（500kcal）

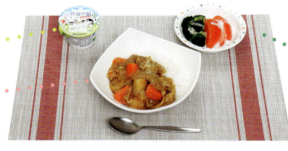

- ヨーグルト
- サラダ（トマト・ブロッコリー）
- カレー＋ご飯 100g

夕食（570kcal）

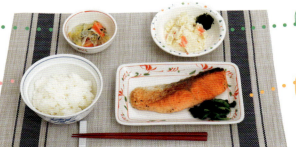

- 野菜のスープ煮
- ポテトサラダ
- ご飯 100g
- 鮭のムニエル＋青菜のソテー

十分な量が食べられない人の1日の食事例（1,500kcal）

　噛む力や飲み込む力が弱い、食欲がない、など摂食・嚥下に問題があると、必要な栄養素やエネルギー量が不足しがちです。ここで紹介する食事例は、不足した栄養素やエネルギー量を栄養補助食品で補いました。色アミ をかけて強調している料理は、栄養補助食品を加えた料理か、栄養補助食品そのものです（ミキサー食、ゼリー食も同様です）。

3食共通の工夫

主食 のやわらかご飯に MCT オイルを小さじ1追加（+40kcal）

凡例：
主食　主菜　副菜
栄養補助食品　その他

朝食（550 kcal）

濃厚流動食（メイバランス）
（+200kcal、たんぱく質+7.5g）

卵焼き

煮浸し

味噌汁
濃厚流動食
（ニュートリーコンク2.5）
を10ml追加
（+25kcal、たんぱく質
+0.8g）

やわらか
ご飯 100g

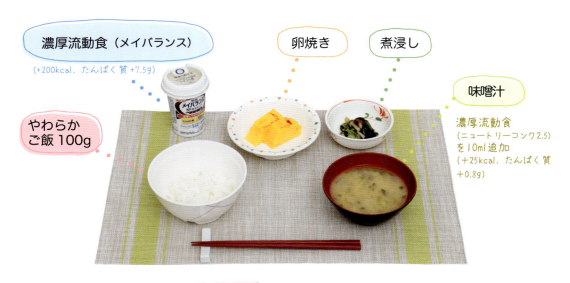

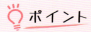

ポイント

濃厚流動食は牛乳で割ってもよい。

低栄養にならないために家庭＆施設で実践できる食事　03

昼食（500kcal）

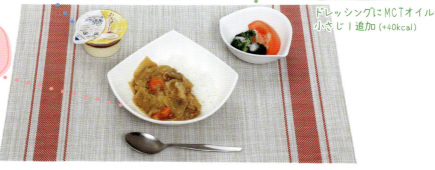

- たんぱく質強化食品（メディミルプリン）
  - デザートの代わりに追加（+100kcal、たんぱく質+5.6g）
- サラダ（皮むきトマト・ブロッコリー）＋ドレッシング
  - ドレッシングにMCTオイル小さじ1追加（+40kcal）
- カレー＋やわらかご飯（100g）

ポイント
- 一度に食べられないときは、デザートのプリン（たんぱく質強化食品）は、食間にとっておいてもよい。
- カレーのようないろいろな食材を煮込んだ料理は食べやすく、1つの料理に主食・主菜・副菜にあたる食品が入っている。食欲がないときにはおすすめ。

夕食（450kcal）

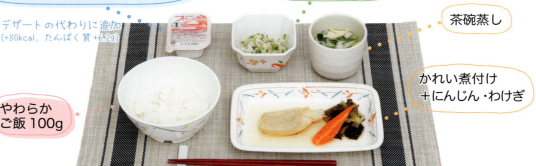

- たんぱく質強化食品（プロッカ）
  - デザートの代わりに追加（+80kcal、たんぱく質+6.2g）
- ゆで野菜の和え物
- 茶碗蒸し
- かれい煮付け＋にんじん・わけぎ
- やわらかご飯100g

組み合わせのポイント
- 煮魚や茶碗蒸しは、そのままでやわらかく食べやすい料理。家族と同じ調理法で、つくる人の手間が省ける。
- おかずが食べられないときは、代わりにたんぱく質を強化した栄養補助食品を用意して、たんぱく質不足を防ぐ。

ミキサー食による1日の食事例（1,300kcal）

ミキサー食に添加できる栄養補助食品は、多数あります。ただし、たくさん使用すると、コストがそれなりにかさみます。患者の状態に適したもので、かつそれを使った調理法を、介助者（調理者）が継続して実践できるものを選ぶことが重要です。

どのような栄養補助食品をどのくらい使用するかなどは、退院前に管理栄養士と相談しておきましょう。

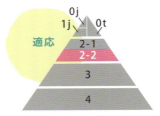

学会分類2013の嚥下ピラミッド

 3食共通の工夫

- 主食 の粥にMCTオイル（p89参照）を小さじ1追加（+40kcal）
- 主菜 にたんぱく質強化食品（メイプロテイン）を3g追加（+78kcal、たんぱく質+5.6g）
- 食品をミキサーにかける際、加水する代わりに濃厚流動食（ニュートリーコンク2.5）を1日で80ml使用（+200kcal、たんぱく質+6.4g）

凡例：
主食　主菜　副菜
栄養補助食品　その他

朝食（420 kcal）

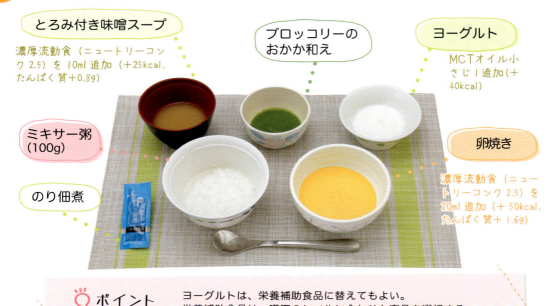

とろみ付き味噌スープ
濃厚流動食（ニュートリーコンク2.5）を10ml追加（+25kcal、たんぱく質+0.8g）

ブロッコリーのおかか和え

ヨーグルト
MCTオイル小さじ1追加（+40kcal）

ミキサー粥（100g）

のり佃煮

卵焼き
濃厚流動食（ニュートリーコンク2.5）を20ml追加（+50kcal、たんぱく質+1.6g）

💡 **ポイント**　ヨーグルトは、栄養補助食品に替えてもよい。
栄養補助食品は、嚥下のレベルに合わせた商品を選択する。

低栄養にならないために家庭&施設で実践できる食事

昼食（450kcal）

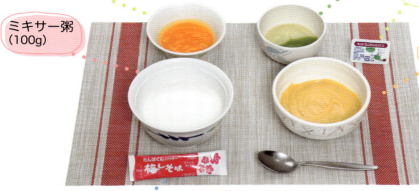

- ミキサー粥（100g）
- 黄桃ピューレ — MCTオイル小さじ1追加（+40kcal）
- サラダ（キャベツ、ブロッコリー）
- マヨネーズ
- クリームシュー — 濃厚流動食（ニュートリーコンク2.5）を20ml追加（+50kcal、たんぱく質+1.6g）
- たんぱく質強化食品（たんぱくんパウダー）（+20kcal、たんぱく質+3g）

> 💡 **ポイント**
> 濃厚栄養食品のなかには甘さを抑えて、料理に混ぜやすいタイプのものもある。たんぱく質・エネルギー量の両方を同時にアップすることができ、シチューやポタージュに味の違和感なく加えることが可能。色がつくため、カレーなど色のある料理に添加する方法がおすすめ。

夕食（430kcal）

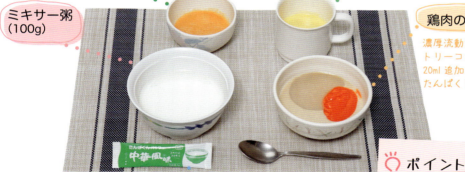

- ミキサー粥（100g）
- かぶの煮物 — MCTオイル小さじ1追加（+40kcal）
- ポタージュスープ — 濃厚流動食（ニュートリーコンク2.5）を10ml追加（+25kcal、たんぱく質+0.8g）
- 鶏肉の治部煮（じぶに） — 濃厚流動食（ニュートリーコンク2.5）を20ml追加（+50kcal、たんぱく質+1.6g）
- たんぱく質強化食品（たんぱくんパウダー）（+20kcal、たんぱく質+3g）

> 💡 **ポイント**
> ポタージュスープは、栄養補助食品に替えてもよい。たとえば、濃厚流動食にはスープ味のものがある。

さらに工夫すると

- 粥に加える栄養補助食品を変える。
  例）MCTパウダーを大さじ1追加（+35kcal）
  　　ニュートリーコンク2.5を20ml追加（+50kcal、たんぱく質+1.6g）
- 食物繊維を強化する食品を混ぜると、便秘対策になる。

ゼリー食による1日の食事例（1,050kcal）

　飲み込む力が弱くなった人のために、スプーンですくったときに適切な食塊状となっていて、均質でなめらか、付着性、凝集性に配慮したゼリー食の例です。摂食・嚥下機能に重度の障害があると、口の中で食べ物をまとめる力が弱い、飲み込むときの誤嚥リスクが高い、などの状態にあるといえますので、食事には咽頭の通過に適したかたさと大きさで、それらにばらつきがないことが必要となります。

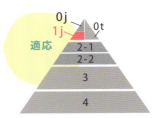

学会分類2013の嚥下ピラミッド

凡例：
主食　主菜　副菜
栄養補助食品　その他

朝食（280 kcal）

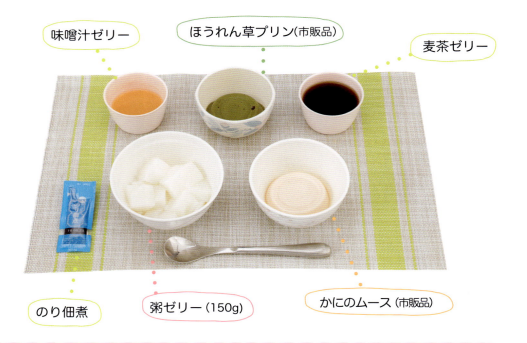

- 味噌汁ゼリー
- ほうれん草プリン（市販品）
- 麦茶ゼリー
- のり佃煮
- 粥ゼリー（150g）
- かにのムース（市販品）

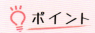 ポイント　食事は毎日のことなので、手を抜くことも大切。特に朝食など、準備に多くの時間がとれないときは、市販品のゼリータイプの栄養補助食品を利用することも選択肢の一つとなる。

098

低栄養にならないために家庭&施設で実践できる食事　03

昼食（410 kcal）

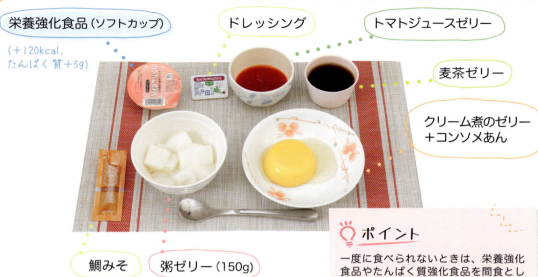

- 栄養強化食品（ソフトカップ）（+120kcal、たんぱく質+5g）
- ドレッシング
- トマトジュースゼリー
- 麦茶ゼリー
- クリーム煮のゼリー＋コンソメあん
- 鯛みそ
- 粥ゼリー（150g）

ポイント
一度に食べられないときは、栄養強化食品やたんぱく質強化食品を間食として食べてもよい。

夕食（360 kcal）

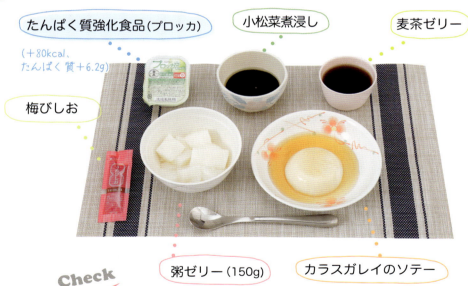

- たんぱく質強化食品（ブロッカ）（+80kcal、たんぱく質+6.2g）
- 小松菜煮浸し
- 麦茶ゼリー
- 梅びしお
- 粥ゼリー（150g）
- カラスガレイのソテー

Check ✓ "間食"を上手に活用

　紹介した食事例は1日3食食べて約1,000kcalのエネルギー量になります。たとえば70歳以上で生活の大部分を座位で過ごし、静的な活動が中心な人の場合、1日に推奨されるエネルギー量は、男性1,850kcal、女性1,500kcalで（p82参照）、食事例だけではエネルギーが不足してしまいます。

　不足分は、3度の食事以外に間食などで手軽にそのまま食べられるヨーグルトやプリン、栄養補助食品などをうまく活用しましょう。

8
嚥下調整食のつくり方

嚥下調整食は、一人ひとりの摂食・嚥下機能を考慮し、調理・工夫された食事です。食品の選択や調理の工夫で、味や食感に変化を持たせ、嚥下しやすい形態をつくることができます。実際につくる前に食材や調理のポイントを押さえておくと、イメージがわき、取り掛かりやすくなります。

嚥下調整食の条件

一般的に嚥下調整食とは、以下のような条件を持った食材といえます。

1 固すぎない　　**2** 食塊がある程度まとまっている　　**3** 口の中でばらけにくい

4 味や香りがはっきりしている
（味覚や嗅覚を刺激する）

5 サラサラの液体ではなく、適度な粘性がある。
（強すぎる粘性は口の中や喉に張り付いて残りやすく適さない）

6 常温ではなく、冷たいか温かいほうが望ましい

7 均質性がある
（液体と固体が混じっている状態はよくない、重度な嚥下障害では粒がなく、なめらかに仕上げる）

嚥下調整食に適した食材の選択

　家庭や施設で嚥下調整食をつくるときは、食材選びが重要です。どんな食材でもよいわけではありません。安全な嚥下調整食をつくるために、食材の特徴を知り、飲み込みに適しているかを見極めながら、食材を選びます（表3-4）。

　ハンバーグやはんぺんなど、やわらかい食感のもののほか、そのままでは飲み込みに適していなくても、形態に合わせて調整（料理）をすることで飲み込みやすくなるものもあります。たとえばかぶやだいこんなどの野菜は、煮ることでやわらかくなり、飲み込みに適した形態となります。

表 3-4　飲み込みに適した食材・料理

やわらかい食感の食材	煮ることでやわらかくなる野菜	脂肪の多い魚
ハンバーグ・半熟卵・卵豆腐・はんぺん・魚の缶詰・ヨーグルトなど	だいこん・いも類・ブロッコリー・にんじん・カリフラワー・かぶ・葉先の野菜・はくさい・キャベツなど	サーモン・カラスガレイ皮むきアジ・銀ダラなど

きざんでも噛みつぶすことのできない食材、飲み込みにくい食材（表3-5）は、嚥下調整食の食材として適していないため、使用には注意が必要です。

　たとえば、かまぼこやタコ、イカ、こんにゃくなどは、細かくきざんでも固まりのままで、口の中でまとめることができず、加熱しても簡単に噛みつぶすことはできません。ミキサーにかけてもうまく刃先にかからず、ペースト状にもなりにくいです。したがって、調理に使うことは難しく、避けたほうがよい食材でしょう。

表3-5　飲み込みにくい食材・料理

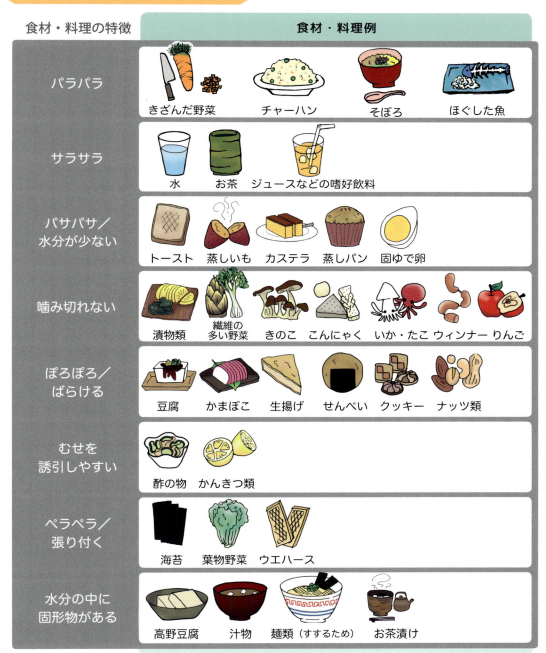

料理・調理方法のポイント

　箸やスプーンで簡単に切れるくらいのやわらかさに調理すれば、食事の際にきざむ必要がありませんし、咀嚼機能や嚥下機能を低下させずにすむことがあります。やわらかく調理した食材は、ミキサーにかけてペースト状にする時間も短くなります。
　また、とろみを付ける、あんをかける、など食べ方を少し工夫すると、嚥下しやすい料理にすることができます。

1 調理法の工夫

1 食材をやわらかくする

食材をやわらかく調理する方法には、以下のようなものがあります。

調理法
- 煮る
- つぶす
- 圧力鍋を使用する
- 酵素につけたあとに調理する　など

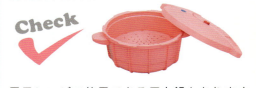

電子レンジで使用できる圧力鍋もあります

調理例

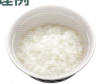
粥または軟飯

茶碗蒸し

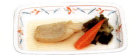

煮魚・蒸し魚・ムニエル
つなぎを多くした肉団子・煮物

シチュー

2 食べやすく切る

　かぼちゃやにんじんなどのかたい食材でも、調理前に厚めに皮をむく、食べやすい大きさに切る、繊維を断ち切る、など切り方を工夫すると食べやすい形態になります。
　また、一緒に調理する食材は、できるだけ同じ大きさに切ることで、仕上がりが同じかたさになります。

調理法

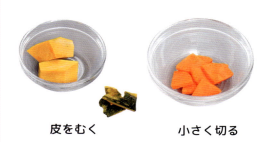

皮をむく　　　小さく切る

低栄養にならないために家庭＆施設で実践できる食事　03

2 食べやすくするための工夫

　液体はとろみを付けると、まとまって飲み込みやすくなります。パサパサする食材を使用する料理では、あんをかけたり、水分や油脂を加えることで、やわらかく、ばらけず、食べやすい料理にすることができます。

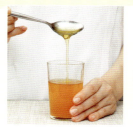

とろみを付ける
（煮汁・飲み物・汁物）

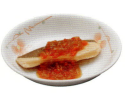

あんをかける

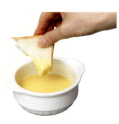

スープに浸す

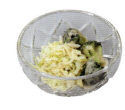

ドレッシング、
マヨネーズで和える
衣で和える
（ごま和え、白和え）

COLUMN　あんのレシピ

　家庭にある調味料で気軽につくれるあんのレシピを紹介します。材料は、つくりやすい分量で表記しています。つくったあんは、すぐに使わない場合は冷蔵庫に入れ、その日のうちに使い切るようにしましょう。

　とろみの濃度は「中間のとろみ」を目安にしています。ソース、ケチャップ、マヨネーズはそのまま使用します。

Aの材料を混ぜ合わせ、とろみ剤でとろみを付ける

しょうゆあん

A ［ みりん　　　　20g（大さじ1強）
　　しょうゆ　　　30g（大さじ1 2/3）
　　だし汁　　　　100ml
　　とろみ剤　　　4g ］

中華あん

A ［ 鶏がらスープの素　1g（小さじ1/3）
　　水　　　　　　100ml
　　しょうゆ　　　3g（小さじ1/2）
　　とろみ剤　　　2g ］

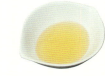

コンソメあん

A ［ コンソメ顆粒　3g（小さじ1）
　　水　　　　　　100ml
　　とろみ剤　　　2g ］

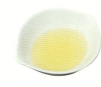

103

ゼリー食のつくり方

ゼリー食は、液状のものをゲル化剤で固めてつくる嚥下調整食です。魚や肉、野菜などでゼリーをつくる場合、水分を加えて（加水して）ミキサーにかけたものをゲル化剤で固めます。家庭や施設では、嚥下調整食用として市販されているゲル化剤を使用すると、短時間で安全にゼリー食をつくることができます。

つくる際の注意点

◆ ゲル化剤の取り扱い

ゲル化剤はメーカーごとにレシピがあるので、食材や水分の量はそれに従います。適切なかたさに仕上げるために、使用量は必ず計量しましょう。

ゲル化剤は、溶解温度が不十分だとゼリー状には固まりません。温度計などを使い、使用するゲル化剤に合った温度か確認しましょう。

ゲル化剤を加えたら、全体に均一に混ざるよう、しっかりと撹拌します。

◆ 味付けの調整

加水量が多いほど、味が薄まり食べる量も多くなります。一般に、液体よりも固形物のほうが味を感じにくいといわれるので、味をしっかりと付けたほうが食べやすくなります。食材を煮たときの煮汁を使用する、ソースゼリーと一緒に食べる、など工夫して味の調整をしましょう。

◆ 提供温度

嚥下障害があると感覚低下が見られ、体温に近い温度では嚥下反射が起きにくいことがあります。温・冷のメリハリをつけた温度で提供しましょう。

◆ 衛生面への配慮

つくった料理は早めに食べましょう。冷蔵庫に保管する場合、その日のうちに食べ切るようにしましょう。

> **ポイント**
> なめらかで均質なゼリーをつくるためには十分にミキサーにかける。

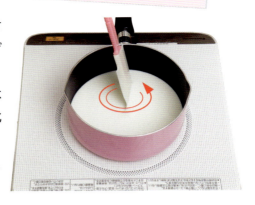

使用するゲル化剤の適温を測る

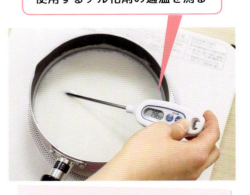

> **ポイント**
> 固まらないときの対処法
>
> 塩分の多い料理やジュースなどの酸が多い食材は、固まりにくいことがある。固まらないときは、80℃以上に再加熱するか、ゲル化剤の量を増やしつくり直す。

ミキサー食のつくり方

ミキサー食は、食品をミキサーなどの機械にかけて、なめらかでまとまりのあるペースト状にした食事です。ブレンダー食、ピューレ食、ペースト食などと呼ばれることがあります。

ミキサー食にする料理は、あらかじめ水分を切っておきます。元の料理で出た煮汁は、加水に使います。ミキサーの刃にかかりやすくするため、料理はひと口大程度に切っておきます。

> **ポイント**
> 水の代わりに牛乳や豆乳、濃厚流動食、生クリーム、はんぺん、豆腐などを加えると、味も栄養もアップする。

つくる際の注意点

◆ 加水量

加水の必要な料理は、具材を計量して、加水量を決めます。基本は、ミキサーが回りやすい量を加水しますが、ゼリー食とは異なり、できるだけ少量に抑えたほうが粘度が出て、味が薄くならず、食べる量の負担が少なくなります。

表 3-6 は東京都健康長寿医療センターでの加水量の目安です。

表 3-6　東京都健康長寿医療センターでのミキサー食の加水量の目安（業務用ミキサー使用）

食　材	加水量（調理後のできあがり分量に対して）
煮魚、ムニエル	0.5 倍量　　※煮汁を使う
豆腐、卵豆腐、茶碗蒸し、シチュー、カレー、麻婆豆腐、八宝菜	水は加えない
揚げ物（フライ、天ぷらなど）	同量
肉（ソテー）、蒸し鶏	0.5〜1 倍
粥	水は加えない
いも、野菜の煮物、野菜ソテー	0.3〜0.5 倍
トマト、かぶ煮物	水は加えない
青菜、キャベツなどゆで野菜	0.5〜0.8 倍
果物缶詰	水は加えない　　※みかん缶は不向き

＊水を加えない料理でも、なめらかにならない場合は少量加水する　＊味が薄くなるので、だし汁や煮汁を使う。食べるときにソースやあんをかける　＊水分の多い野菜は様子を見ながら加水していく

◆ 味や色

料理ごとにミキサーにかけ、盛り付けると、見た目もよく、味の変化も楽しめて、食欲がわきます。写真左は、料理（鮭煮付け、卵焼き、ほうれん草）を、別々にミキサーにかけて、盛り付けた例です。写真右は、すべての料理を一度にミキサーにかけた例。

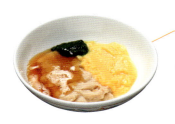

料理ごとにミキサーにかけた例

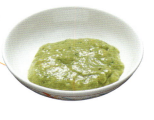

一緒にミキサーにかけた例

9
家庭・施設で活用する調理器具

家庭や施設で嚥下調整食をつくる際には、専用の調理器具を使うとよいでしょう。調理器具には、種類がたくさんありますので、食べる人の状態に合わせて、用途に合った商品を選択します。ここでは、主にミキサー食ときざみ食を調理する際に役立つ器具を紹介します。

ミキサー／ハンドミキサー

 WEB動画

ミキサーは、液体を含んだ食材や料理を粉砕するときに使用する調理器具です。なめらかなポタージュやペーストをつくる際に使用します。

ミキサーを購入する際には、ミキサー容器が大きすぎないものを選ぶことがポイントです。ミキサー容器が大きすぎると、少量の調理が難しくなるからです。

1人分など、少量の料理では、ハンドミキサーを使うと便利です。

ハンドミキサーは、ボウルや食器などに直接食材を入れ粉砕することができます。

どちらの器具も、使用後に食品が満遍なく粉砕されているか、仕上がりの確認を必ず行いましょう。

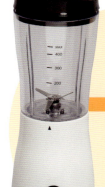

ミキサー
- 使い方も簡単で、安価な製品もある
- 少量の料理用に小さなミキサー容器が別に付いている製品もある

ハンドミキサー
- 少量を粉砕したいときに便利。在宅や少人数の施設向き
- アタッチメントを変えることで数種類のミキサー機能を果たすことができる製品もある

水分量の調整

- 調理済みの料理に、だし汁や煮汁などの水分を加えてミキサーにかけます。食品はひと口大程度に崩すとミキサーがかかりやすくなります。
- ハンドミキサーを使用すると、やわらかい食品ならば、刃先で押しつぶすことが可能です。
- 水分が多くなりすぎないように少量の水分から加え、様子を見ながら追加します。水分量の目安は、食品がかぶるくらいです。食品に含まれる水分によって加水量も変わります。

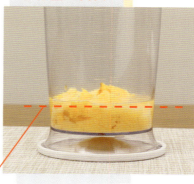

水分量の目安

食品がかぶるくらいが水分量の目安

😊 水分が適量

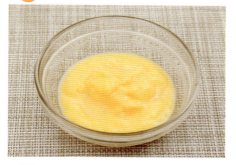

完全に粒が残っておらず、全体が均一でなめらかな状態。スプーンですくって落とすと跡が残る程度。

注意！「適量」は、人によって異なる
どのくらいの水分が適量かは、食べる人によって異なります。その人の嚥下状態を考慮して「適量」を判断する必要があります。

😣 水分が少なすぎる

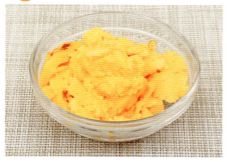

粒が残り、全体的になめらかさがない状態。水分が少ないと均一に粉砕することが難しくなります。そのまま食べると、むせるなどのおそれがあります。

対処法
様子を見ながら少しずつ水分を追加し、ミキサーにかけ、全体がなめらかになるまで続けます。ミキサーをかけたあとは、スプーンで混ぜるなどして、仕上がりの状態をよく確認してください。

😣 水分が多い

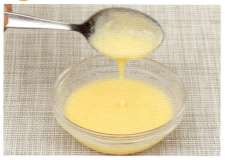

全体が均一になっていますが、スプーンですくって落とすとサラサラで、跡が残らない状態。そのまま食べると誤嚥する場合があります。

対処法
水分が多すぎて、緩くなってしまった場合は、とろみ剤を加えて仕上がりのかたさを調整するとよいでしょう。

107

粉砕時の注意点

- ミキサーにかける料理の量が少ないと、うまく回らないことがあります。
  また、かける量が多いと時間がかかったり、粒が残って、均等でなめらかな仕上がりにならないことがあります。
- 料理によっては、ミキサーにかかりづらいものがあります。

ミキサーにかかりづらい料理例

1. もやしとにらの和え物

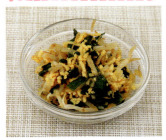
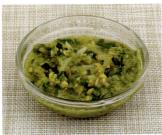

もやしやにらは、ミキサーにかけても繊維が残りやすく、なめらかになりづらい食材です。ほかにも表3-7で挙げたような食材は、繊維が残りやすく、ミキサーに向かないといえます。

表 3-7 線維が残りやすい主な食材例
たけのこ、ごぼう、きゅうり、皮付きの生の果物（りんごやオレンジなど）、いか、たこ、など

2. 厚揚げの煮付け

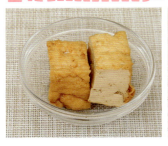
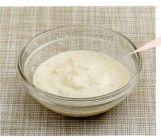
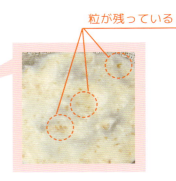

粒が残っている

厚揚げは、一見、なめらかになったようでも、外の揚げた部分が粒で残りやすいので注意が必要です。よくミキサーにかけるなどの工夫が必要です。

使用後の注意点

- 洗うときには部品を取り外して、それぞれ洗浄し、よく乾燥させます。刃があるので洗うときは手を切らないよう注意してください。
- ハンドミキサーは、容器に水を入れて回すと、容器の中で洗浄することができて、汚れが取れやすくなります。

ミルサー

通常は茶葉や煮干しなどを粉末にするための器具です。1人分のミキサー食をつくる場合は、ミルサーがちょうどよいサイズです。粉砕する分量に合わせたミルサー容器を選択します。ミルサー容器のサイズが複数ある製品もあります。

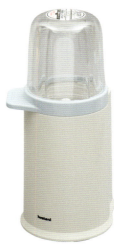

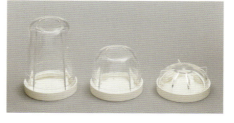

使用時の注意点

- 水分が多いと粗い仕上がりになったり、固形物が残ったりする場合があります。
- 熱い料理を粉砕するときは、粗熱をとってからにしましょう。

フードプロセッサー

きざみ食をつくる際、少量であればできあがった料理を包丁できざんでもよいですが、量が多かったり、包丁を使用できない場合は、フードプロセッサーを活用します。

フードプロセッサーは、液体の少ないものを粉砕するときに使用する器具で、一般的にはみじん切りなどの下処理に使用します。

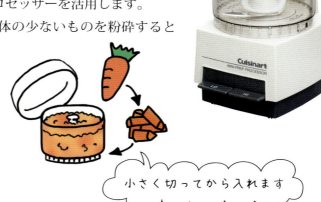

小さく切ってから入れます

使用方法と注意点

- きざむ大きさは自動で調整できません。目視で大きさを確認しながら粉砕します。
- 液体が多い料理は均一に粉砕できません。
- 料理を粒のないペースト状にすることは難しいです。

10
嚥下調整食のレシピ

家庭の味は、本人の食べる意欲につながることがあります。すべてを手づくりするのは困難ですが、手軽につくれるものはチャレンジしてみましょう。安全で、おいしい嚥下調整食をつくるためには、仕上がりの粘度やかたさがいつも同じであることが重要です。

ミルクゼリー（ゼリー食）

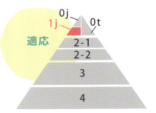

学会分類2013の嚥下ピラミッド

身近な食材で手軽につくることができるゼリー食。
冷蔵庫で冷やして食べましょう。

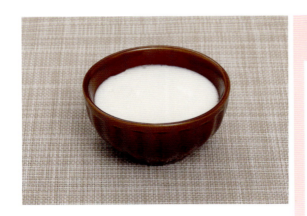

材料（2人前）

牛乳　200ml　　お湯 40ml

砂糖　大さじ1　　ゲル化剤 2.5g
　　　　　　　　　（ソフティアG）

＊ゲル化剤の使用量・方法はメーカーによって異なります。

♥お好みでジャム、フルーツソースなどを添えて

主な栄養価（1個あたり）

エネルギー　90kcal
たんぱく質　3.3g
食塩　　　　0.1g

110

低栄養にならないために家庭＆施設で実践できる食事　03

> つくり方

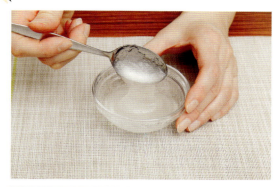

①ゲル化剤とお湯を別の容器に入れ、かき混ぜておきます。

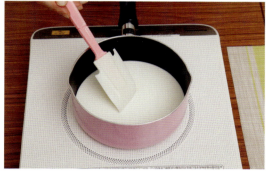

②牛乳と砂糖を鍋に入れ、中火で温め砂糖を溶かします。

💡 **ポイント**

このとき、砂糖を焦がさないように注意する。

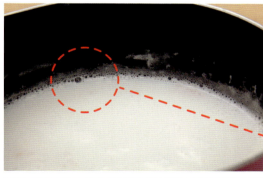

③砂糖が溶けたら、②の鍋に①を入れ、中火でかき混ぜます。完全に混ざったら、鍋のふちに気泡ができる程度まで温めます（80℃程度）。

Check ✓ ふちの気泡が目安

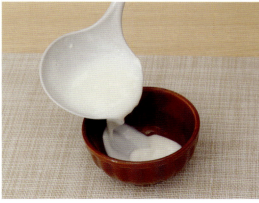

④器にそそぎ、粗熱がとれたら、冷蔵庫で冷やします。

💡 **ポイント**

> 茶こしなどでこしてから器にそそぐと、舌ざわりがなめらかになる。
> ゲル化剤は常温で固まる特徴があるが、冷やしたほうが喉ごしがよく、嚥下反射が起きやすくなる。

 PLUS　ジャムやフルーツソースと一緒に食べると口腔内での滑りがよくなり、食べやすくなります。

111

鮭ゼリー（ゼリー食）

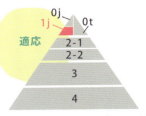

蒸した鮭を使ってつくるゼリー食。仕上がりの色が鮮やかで、食欲がわきます。ほかの魚や肉に替えて、応用メニューも可能。

学会分類2013の嚥下ピラミッド

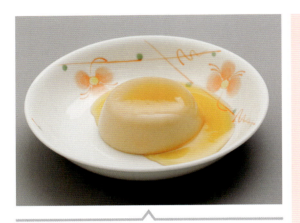

主な栄養量 (1人前)	エネルギー	87kcal
	たんぱく質	13.4g
	食塩	0.4g

材料（2人前）

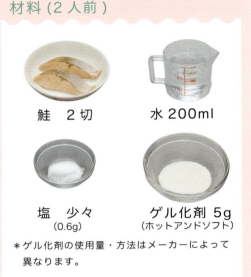

鮭　2切　　　水　200ml

塩　少々（0.6g）　　ゲル化剤　5g（ホットアンドソフト）

＊ゲル化剤の使用量・方法はメーカーによって異なります。

つくり方

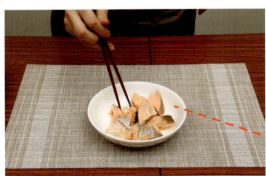

①鮭は蒸したあと、皮と骨を取り除き、ほぐしておきます。皮が残ると、ミキサーにかけたとき、色が悪くなり、粒も残ります。

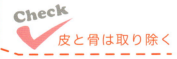

Check ✓ 皮と骨は取り除く

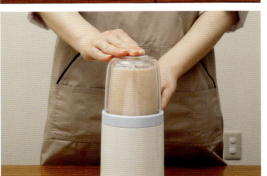

②分量の水を加えて、ミルサーまたはミキサーなどに約1分間かけます。

ポイント

途中でしっかり粉砕できているか確認する。脂の多い魚はミキサー（ミルサー）にかかりやすく、繊維の長い魚（カジキマグロ、タラなど）はミキサー（ミルサー）にかける時間が長いと、分離してしまう。

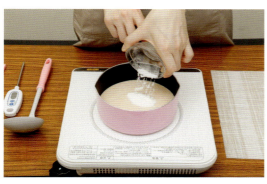

③②の中身を鍋に移し、塩とゲル化剤を入れ、中火にかけます。

💡 ポイント

このとき油を小さじ1（分量外）を加えると、仕上がりがなめらかになり、エネルギー量を上げることができる。

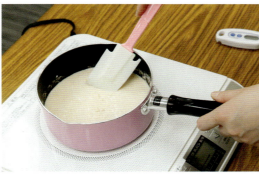

④焦げないようにかき混ぜます。
鍋の中で固まってきたら弱火にしてさらにかき混ぜます。全体がサラサラの状態になり、とろみ剤が溶けたら火を止めます。

💡 ポイント

加熱温度や固まるタイミング、調理法はとろみ剤の種類によって異なります。加熱しなくてもゼリー状にできるタイプのものもあるので、調理する環境に合わせて、ゲル化剤を選択する。

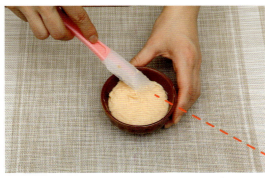

⑤すばやく型に流し込み、形を整えます。粗熱がとれたら、型から外し、器に盛り付けます。あんなどをかけるとより食べやすくなります。

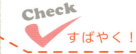

すばやく！

💡 ポイント

型への流し込みや成形の途中で固まったら、再度加熱して、型に流し込みます。

➕ PLUS

あんやソースと一緒に食べると、飲み込みが簡単になります。さらにあんに、粉あめやプロテインを混ぜると、栄養量がアップします。

ミキサー食

ミキサー食は、通常の料理に加水し、ミキサーにかけてつくります。ここでは、ミキサーで調理するときのポイントをそれぞれ紹介します。

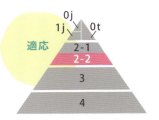

学会分類2013の嚥下ピラミッド

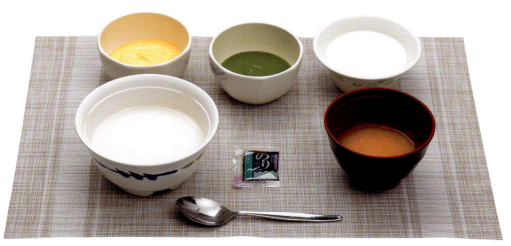

主な栄養素 （1人前）	エネルギー 300kcal たんぱく質 11.1g 食塩 1.4g

厚焼き玉子　ブロッコリーの煮浸し　ヨーグルト
ミキサー粥　とろみ味噌汁

 メニュー（1人前）

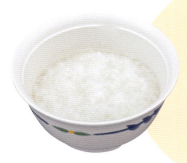

ミキサー粥

材料 全粥 200g

調理法 全粥をそのままミキサーにかけます。

💡 ポイント

> かたい場合は、重湯や白湯を少しずつ加えて、かたさを調整する。
> 口の中で粥が張り付いてしまったり、唾液で緩くなりすぎる場合は、酵素入りのとろみ剤を0.5～1%添加する。

低栄養にならないために家庭＆施設で実践できる食事

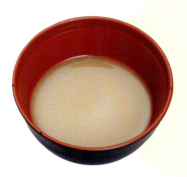

とろみ味噌汁

- **材料** 味噌汁（具なし）75ml
  とろみ剤
  水溶性食物繊維（サンファイバー）
- **調理法** 味噌汁に具がある場合は、ミキサーにかけてから、とろみを付けます。
  具がない場合は、そのままとろみを付けます。

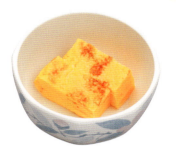

厚焼き玉子

- **材料** 厚焼き玉子 2切
  水（またはだし汁）30ml
- **調理法** ミキサーに厚焼き玉子と水（またはだし汁）を入れて、1分程度、粉砕します。

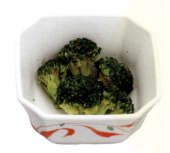

ブロッコリーの煮浸し

- **材料** ブロッコリー 30g
  煮汁 20ml
- **調理法** ミキサーにブロッコリーと煮汁を入れて、1分程度、粉砕します。

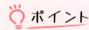

> **ポイント**
> ▸ 煮物は具と煮汁を分け、煮汁で水分量を調整しながらミキサーにかける。
> ▸ 水分が多かったときは、とろみ剤を加えて調整する。

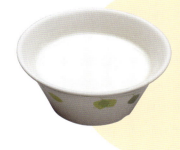

ヨーグルト

- **材料** ヨーグルト 100g ＋ 液体甘味料（マービー）10g
- **調理法** カロリー制限がない場合は、甘味を加えてエネルギー量を上げます。

 すべての料理をミキサーにかけると手間がかかります。まずは無理なくできそうなものから始めましょう。市販の食品を組み合わせる、栄養を添加して品数を減らす、などの工夫も取り入れましょう。

115

巻末付録1
家庭・施設向け 口から食べるためのフローチャート

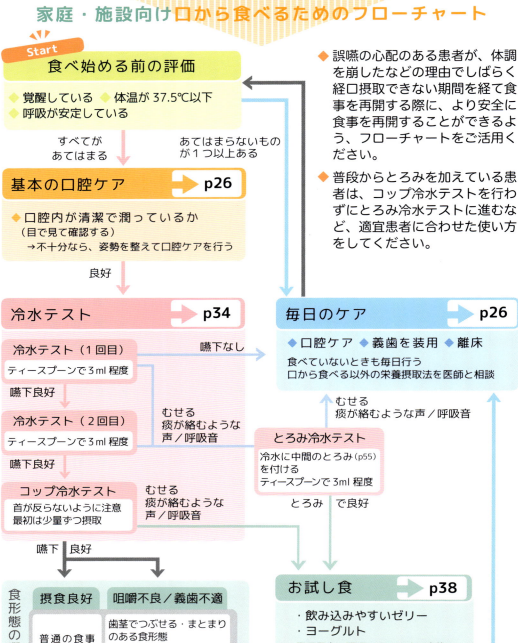

冷水テストの準備

① 冷水　130ml
② ティースプーン
③ とろみ剤

ポイント

病院ではシリンジ（注射器）を用いるが、家庭や施設ではスプーンで代用する。

お試しの食事の実施状の注意点

☐ お試しの食事として、以下のものを準備しましょう
- 飲み込みやすいゼリー（具のないもの。ゼラチンは離水するので避ける。学会分類 0j の製品を推奨）
- ヨーグルト（具のないもの。ギリシャヨーグルトなど、粘度の強いものは避ける）

☐ 平日日中に行いましょう（誤嚥してしまっても、対処しやすいため）
☐ 可能な場合は 2 人以上で評価しましょう

誤嚥の心配のある患者の食事の進め方の注意点

☐ 日中 1 食、少量から始め、順調ならば量あるいは回数を増やしましょう
☐ 自分で食べる動作ができても、早食いになったりむせながら食べ続けることを避けるため、見守り・声掛けを行いましょう
☐ ペースの調節が難しければ、介助で食べましょう

ポイント

量と食事回数を同時に増やすことは避ける！

食事内容・食事回数・量の変更の目安

☐ 食下げ（食事のレベルダウン）
- 時間が 30 分以上かかる
- 摂取量が半分以下
- むせ・湿性嗄声の悪化
- 痰の性状悪化・量が増加

☐ 食上げ（食事のレベルアップ）
- 同じ内容の食事を最低 3 回以上問題なく食べられた（1 日 1 食なら 3 日連続）

☐ 食事を中止する場合の対応
- 37℃台後半の発熱を繰り返す
- 呼吸状態が悪化（痰の性状が悪化・量が増加、SpO_2 の低下）
- 激しい痛み、嘔吐・下痢、など何らかの体調不良が生じた
- 普段よりも意識が悪い（声掛けや刺激に反応を得にくい、目を開けていられない、など）
    → まず、かかりつけの病院を受診する
      食事を中止しても、「毎日のケア」は継続する

ポイント

食事内容や量のレベルアップは平日の昼食時に行う。

巻末付録 2
飲み込みやすい食材・料理／飲み込みにくい食材・料理

飲み込みやすい食材・料理

やわらかい食感の食材	煮ることでやわらかくなる野菜	脂肪の多い魚
ハンバーグ・半熟卵・卵豆腐・はんぺん・魚の缶詰・ヨーグルトなど	だいこん・いも類・ブロッコリー・にんじん・カリフラワー・かぶ・葉先の野菜・はくさい・キャベツなど	サーモン・カラスガレイ 皮むきアジ・銀ダラなど

食材・料理を飲み込みやすく工夫

① やわらかくする

調理法
- 煮る
- つぶす
- 圧力鍋を使用する
- 酵素につけたあとに調理する など

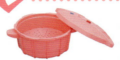
電子レンジで使用できる圧力鍋もあります

調理例

粥または軟飯　　茶碗蒸し　　シチュー

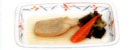
煮魚・蒸し魚・ムニエル　　つなぎを多くした肉団子・煮物

② 食べやすくカットする

かぼちゃやにんじんなどのかたい食材でも、調理前に厚めに皮をむく、食べやすい大きさに切る、繊維を断ち切る、など切り方を工夫すると食べやすい形態になります。

また、一緒に調理する食材は、できるだけ同じ大きさに切ることで、仕上がりが同じかたさになります。

調理法

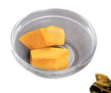 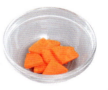
皮をむく　　小さく切る

③ まとまりをつける

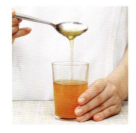 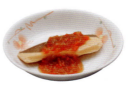 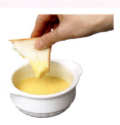 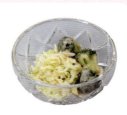

とろみを付ける（煮汁・飲み物・汁物）　　あんをかける　　スープに浸す　　ドレッシング、マヨネーズで和える 衣で和える（ごま和え、白和え）

飲み込みにくい食材・料理

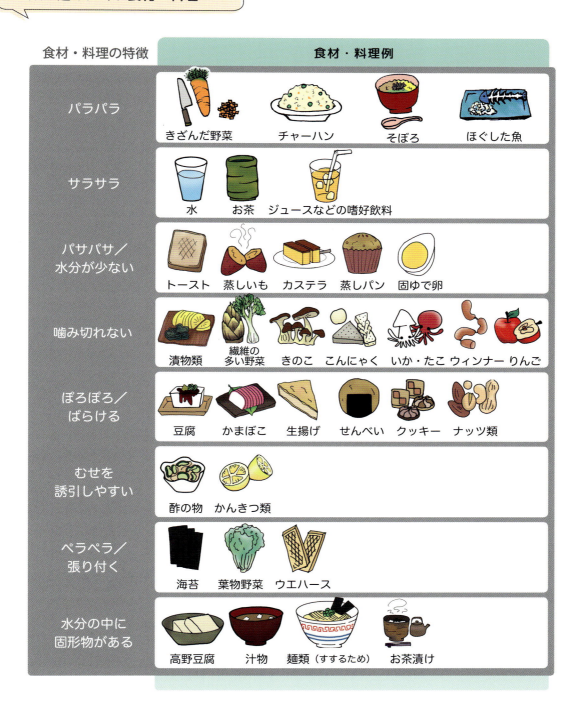

食材・料理の特徴	食材・料理例
パラパラ	きざんだ野菜／チャーハン／そぼろ／ほぐした魚
サラサラ	水／お茶／ジュースなどの嗜好飲料
パサパサ／水分が少ない	トースト／蒸しいも／カステラ／蒸しパン／固ゆで卵
噛み切れない	漬物類／繊維の多い野菜／きのこ／こんにゃく／いか・たこ／ウィンナー／りんご
ぽろぽろ／ばらける	豆腐／かまぼこ／生揚げ／せんべい／クッキー／ナッツ類
むせを誘引しやすい	酢の物／かんきつ類
ペラペラ／張り付く	海苔／葉物野菜／ウエハース
水分の中に固形物がある	高野豆腐／汁物／麺類（すするため）／お茶漬け

東京都健康長寿医療センター方式

おいしく食べたい　食べさせたい

誤嚥が心配な人が安心して食べられるケア

2018 年 7 月 31 日　初版第 1 刷発行

監　　修　　井藤英喜

編　　著　　金丸晶子・府川則子

発行人　　赤土正幸

発行所　　株式会社インターメディカ
　　　　　〒102-0072　東京都千代田区飯田橋 2-14-2
　　　　　TEL.03-3234-9559　FAX.03-3239-3066
　　　　　URL　http://www.intermedica.co.jp

印　　刷　　図書印刷株式会社

デザイン　　une[yn]　山田真弓
Ｄ Ｔ Ｐ

ISBN978-4-89996-377-6
定価はカバーに表示してあります。

本書の内容（本文、図表、写真、イラストなど）を、当社および著作権者の許可なく無断複製する行為（複写、スキャン、デジタルデータ化、翻訳、データベースへの入力、インターネットへの掲載など）は、「私的使用のための複製」などの著作権法上の例外を除き、禁じられています。病院や施設などにおいて、業務上使用する目的で上記の行為を行うことは、その使用範囲が内部に限定されるものであっても、「私的使用」の範囲に含まれず、違法です。また、本書を代行業者などの第三者に依頼して上記の行為を行うことは、個人や家庭内での利用であっても一切認められておりません。